Swami Venkatesananda

Yoga – Moment Gottes

Swami Venkatesananda

Yoga – Moment Gottes

Heinrich Schwab Verlag
Argenbühl-Eglofstal

Reihe:

DURCH ERKENNEN ZUR LIEBE

Titel der Originalausgaben:
Insights and Inspirations, Venkatesa daily readings, Volume II / Total Love / Yoga, from pamphlets and articles in SA and in Mauritius / Truth Eternal, Part I / Lectures on Raja Yoga / Yoga vereinfacht

„Yoga – Moment Gottes"
Zusammengestellt und herausgegeben
von Karl Brocksieper
Übersetzungen aus dem Sanskrit:
Swami Venkatesananda
Übersetzung aus dem Englischen:
K. Brocksieper, Eleonore Lauterborn
Umschlaggestaltung: Annette Wagner

ISBN 978-3-7964-0183-1
1. Auflage 2012

D-88260 Argenbühl-Eglofstal
http://www.heinrichschwabverlag.de

Geheimnisvollerweise steigt da in Beziehung zu diesem Körper ein Gefühl auf: dieses Ich bin *– ein Geheimnis, das du nur lüften wirst, wenn du erleuchtet bist.*

Parthasarathy wurde am 29.12.1921 im Dorf Koil Venni im Bundesstaat Tanjore, Südindien, geboren. Der Knabe fühlte sich zum berühmten Tirupati-Schrein der Gottheit Venkatesa hingezogen. Als Zwölfjähriger kam er mit Büchern eines der größten Weisen unserer Zeit, Swami Sivananda, in Berührung. 1945 gab er eine Karriere in Delhi auf, um in die Divine Life Society des Sivananda-Ashrams einzutreten. 1947 erteilte ihm Sivananda als Sri Swami Venkatesananda Sarasvati die Mönchsweihe des Ordens von Adi Shankaracharya. 1961 sandte er Venkatesananda nach Südafrika, das er ‚spirituell erschütterte'. Er verbreitete u.a. in Mauritius, Madagaskar, Australien, Neuseeland, Israel, Kanada, in europäischen und östlichen Ländern die All-Einheitslehre (Advaita-Vedanta) und die Wissenschaft des Yoga. Seine nachhaltige Lehrtätigkeit führte mancherorts durch die wachsende Schülerschaft zur Bildung von Ashrams. Er brachte vielen teils prominenten Persönlichkeiten aus Politik und Religionen die Botschaft seines Meisters. Er verfasste über 50 Bücher zu Yoga, Metaphysik, Philosophie, den Lehren Sivanandas, übersetzte und kommentierte die großen Schriften Indiens wie das Ramayana, Srimad Bhagavata Purana, die Gita, die Yoga Sutras von Patanjali, den Yoga Vasistha. Die letzten Jahre, bevor er am 2.12.1982 die Erde verließ, verbrachte Venkatesananda wieder in Johannesburg. Zuletzt bereitete er ein Manuskript für das Gesamtwerk von Sivananda in 18 Bänden vor und verarbeitete die Lehren Buddhas in seinen *Daily readings*. Alles aufgrund seiner eigenen Erfahrung der göttlichen Wirklichkeit. Gerade in dieser Zeit der Umwälzung können wir davon profitieren und unsere Seele finden und integrieren. Wir müssen aber den Schleier des Ego zerreissen. – *Ewige Wachheit sieht anfangs nach harter Disziplin aus. Hat man aber einmal den Schlüssel zu dieser ganzen spirituellen Bewegung entdeckt, dann ist ewige Wachheit natürlich.* Von dieser Natürlichkeit handelt das Buch.

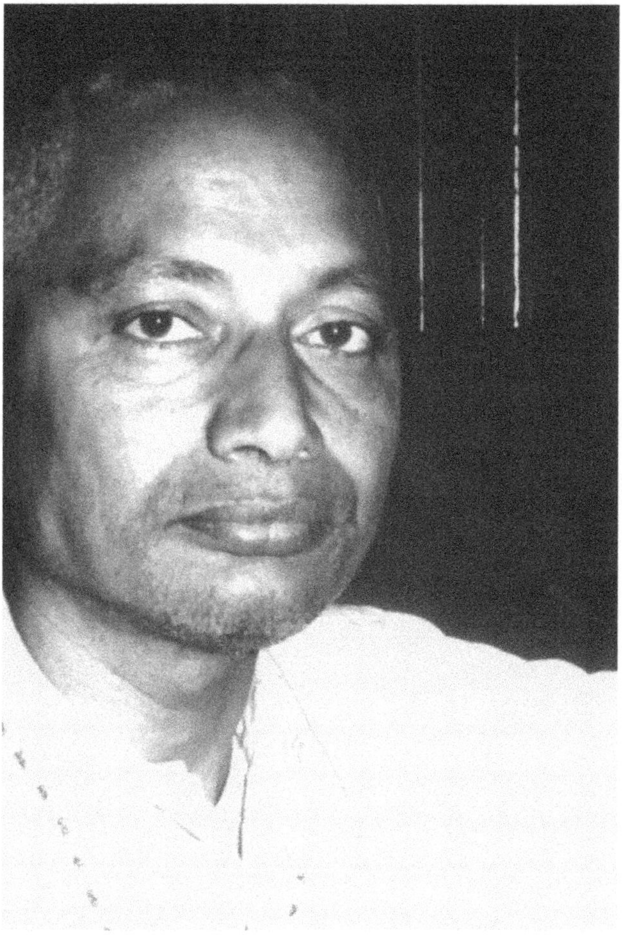

Wenn alle Handlungen, die von diesem Körper, Gemüt, Intellekt und Ego ausgeführt werden, Gott entspringen, ist das Ergebnis Yoga.

Inhaltsverzeichnis

2
Wie stark bewegt sich mein Schleier?

3
Hatha-Yoga

4
Auf der Spur deines Gottes

5
Kultur der Hingabe

6
Techniken der Hingabe

7

Das Bewusstseinsfeld

8

Der Beginn des spirituellen Abenteuers

9
Göttliches Leben

10
Preis der Freiheit

11
Anstrengungslose Disziplin

12
In den Fluss natürlichen Handelns eintreten

13
Vier Wesenszüge menschlicher Beziehung

14
Es gibt keinen anderen, aber Schönheit

15
Flamme des Gewahrseins

2 Zeitzeugen über Swami Venkatesananda

Swami Sivananda:

Venkatesanandas Briefe sind voller Honig. Er macht nicht einmal einen Entwurf. Er sitzt an der Schreibmaschine und der Brief ist gleich fertig. Die Arbeit, die er leistet, bringen andere nicht zustande. So viele Bücher und Broschüren kommen aus der Druckerei – alle nur durch seine Arbeit. Er hat niemals ein einziges Wort ausgesprochen, das mir missfallen könnte. Wenn ich dringend eine Arbeit brauche, ist sie am nächsten Morgen fertig; er würde die ganze Nacht aufbleiben. Er hat kein Ego. Er würde niemals sagen, das ist nicht gut. Er ist demütig und egolos.

Swami Omkarananda:

Etwas mehr als mittelgroß, breiter Brustkorb, breite Schultern, kräftig gebaut, fein geschnittene Nase, helle Haut, strahlende Augen – so präsentiert sich, in Worten der Upanishaden, die materielle Hülle von Swami Venkatesananda. Er ist intellektuell ebenso brillant wie im emotionalen Ausdruck erfrischend; und wie um seine versteckte, tief hingebungsvolle Natur auszubalancieren, trägt er ein paar unkonventionelle Neigungen in sich. Er ist witzig und auch einmal heftig, aber diese und ähnliche Qualitäten belegen nur die Lebendigkeit und geistige Gesundheit seines Wesens. Ohne Zweifel ist er kindlich und er kann auch kindisch sein, er kann sich nicht in Pose setzen und er macht Kapriolen – aber all das bezeugt nur die Abwesenheit von Snobismus und spricht für seine schlichte, genügsame Natur. Eine schnelle Auffassungsgabe, eine durchwegs fröhliche Stimmungslage, immer bereit einen Gefallen zu tun, eine liebenswürdige Art zu sprechen, dem Meister strikt und sofort zu folgen – das sind einige der besonderen Kennzeichen dieses angenehmen und äußerst umgänglichen Herausgebers der wöchentlichen Zeitschrift Yoga-Vedanta Forest University.

Diese liebenswürdige und liebenswerte Persönlichkeit ist ein Abbild von Kühnheit, Originalität und Optimismus. Keiner ist für ihn ein Fremder; ein zweiminütiges Gespräch, der Anblick seines gewinnenden Lächelns – und du bist sein bester Freund. Mit seiner reichen Auffassungsgabe, einem Auge fürs Detail und der Beherrschung eines guten Englisch kann dir dieser Experte der Stenografie in vorgegebener Zeit jede Menge brillanter und erleuchtender Seiten über ein beliebiges Thema oder irgendein Ereignis liefern. Bewundernswert ist auch seine Gabe, selbst in schlechten Dingen die Seele der Güte zu entdecken und Profanes in Spirituelles umzuwandeln. Ein bisschen nachlässig, was seine eigenen Angelegenheiten betrifft, ist er Tag und Nacht unvergleichlich aktiv, wenn es um den heiligen Dienst am Meister geht.

Dieser junge Swami, dessen Gleichmut nur noch mit seiner Weisheit vergleichbar ist, hat eine sehr erfolgreiche und einträgliche Karriere weggeworfen. Er hat den gewöhnlich so geschätzten Belohnungen des Lebens von ganzem Herzen entsagt und seine Jugend, seine Talente, seinen Genius, sein Leben in den göttlichen Dienst eines großen Weltenlehrers gestellt. In wenigen Jahren ist er zum Erstaunen älterer Schüler dessen rechte Hand geworden – der unverzichtbare Teil jedes großen Helden.

Swami Venkatesanandaji ist derart befähigt, so intelligent, so tüchtig und so reich an Erfahrung, dass er der heilige Wunscherfüller seines Meisters wurde. Tatsächlich ist er sein Cintamani (wunscherfüllender Edelstein, Anm. des Herausgebers). Gibt es etwas Dringendes zu tun und ist es sehr wichtig, dann ist er es, dem der Meister die Arbeit anvertraut. Diese zentrale Säule der Gemeinschaft bedeutet seinem Gründerpräsidenten alles; er ist seine Stärke und sein unverzichtbarer Stab im Ashram und außerhalb. Ohne ihn gedenkt der Meister nichts zu unternehmen. Er ist so völlig im Einklang mit dessen Geist und hat viele von dessen vorzüglichen Eigenschaften derart verinnerlicht, dass man klar sagen kann, er spricht für den Meister und der Meister denkt und handelt durch ihn.

Venkatesananda ist eine beneidenswerte Flöte in den heiligen Händen des größten Weisen unserer Zeit. Sie hat sich von all den Schlacken des Ich-Denkens geläutert, entleert vom Streben nach persönlichem Komfort und ungesundem irdischem Ehrgeiz. Wenige haben das Glück wie er im Einklang mit den Melodien des heiligsten der heiligen Menschen zu tanzen. Die menschliche Natur ist so grundverdorben, dass das Ego in allen physischen und psychologischen Ausdrucksformen und Aktivitäten streitsüchtig seinen hässlichen Kopf zeigt. Swami Venkatesananda steht für völlige Selbstübergabe an den Meister; er ist ein Vorbild fragloser Demut Ihm gegenüber; er würde es nie zulassen, dass sein Denken, Sprechen oder Handeln durch Egoismus, durch das Spiel eines persönlichen Willens und irgendwelcher Eigenarten entstellt wird. Er ist das äußerst gesegnete „leere" Gefäß, durch das der Wille des Meisters fließen kann.

Jede Handlung so einer Seele, die sich der großen Mission des Meisters verschrieben hat, ist rein, selbstlos und wunderbar von Erfolg gekrönt.

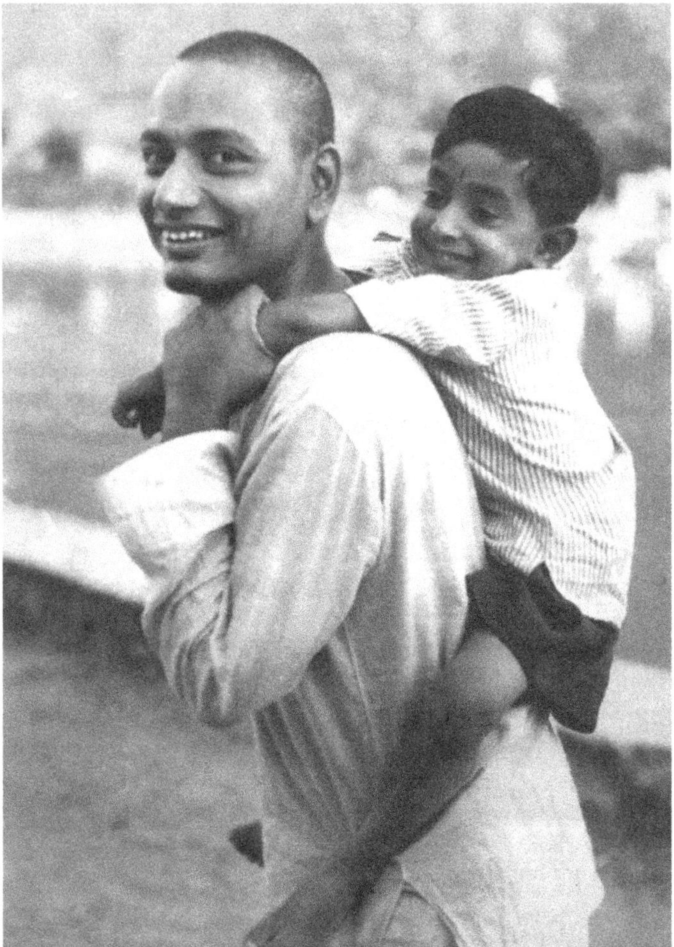

Aus dem Rāmāyana:

Wenn ich denke, dass ich dieser Körper bin, dann bin ich Dein demütiger Diener. Wenn ich fühle, dass ich eine lebendige Seele bin, fühle ich, dass ich ein Teil von Dir bin. Wenn da ein Gewahrsein ist, dass ich eine Persönlichkeit bin, bin ich auch Teil von Dir und deshalb, in diesem Moment, fühle ich mich ungeheuer stark: Ich fühle, dass Gnade von Dir zu mir fließt und deshalb bin ich fähig, Wunder zu wirken. Dann, wenn das Körperbewusstsein völlig verloren geht, in diesem überbewussten Zustand bin ich Du, Du bist ich, es gibt keinen Unterschied. Mich gibt es nicht mehr, nur Du bist da.

Ich bin an der Arbeit aller Meister interessiert.

Widmung

Das Buch ist Swami Venkatesananda Sarasvati gewidmet und allen, die von der Quälerei des kleinen Ich frei werden wollen. Deshalb ist es auch den Meistern unserer Tage gewidmet, die ihnen gerade jetzt bei der großen Aufgabe helfen: *Viele göttliche Personen sind hier. Sie kommen aufgrund der Liebe Gottes zur Erde und durch sie erfahren die Menschen die Größe der Liebe.*

Danksagung

Aufgrund der Unterstützung von Mitarbeitern, die die universale Alleinheitslehre und den Yoga Swami Venkatesanandas als *Schlüssel des Lebens* betrachten, erhielt das Buch eine Form, die praktische und philosophische Aspekte verbindet. Dank sanskrit-kundiger Hilfe erinnert die angewandte Sprache buchstäblich an unsere göttliche Herkunft. Swami Nirgunananda als langjährige Yoga-Lehrende, vertraut mit Yoga-Philosophie und -Systemen, unterstützte mich mit fachlichen Hinweisen und ihrer erfrischenden Großzügigkeit. Brigitte Rüsing v. Radecki machte mit esoterischem Feingefühl aus weniger mehr. Prof. Dr. Martin Mittwede als Dozent für Indologie und Religionswissenschaft hatte noch eine Hand frei für unsere Luftsprünge auf dem tiefgründigsten Gebiet der Erkenntnis.

Allen Beteiligten, auch denen, die nicht genannt sein wollten, sind zwei Dinge gemeinsam: ihre Hingabe an den *Weg der ewigen Wirklichkeit* (*sanātana dharma*). Und dass sie mich beim geduldigen Weben dieses kostbaren Stoffs ermutigten: *Mach es fertig!* Dafür bin ich ihnen dankbar, denn der Stoff bin auch ich.

Herausgeber

Das Glück nimmt nur zu,
wenn das Verlangen nach Glück
abnimmt.
Tu aber irgendetwas, egal
wie schwach, um Gott näher
zu kommen, und du bist einen
Schritt näher dran.
Jemand, der das Nicht-
Vorhandensein des Ich-Sinns
entdeckt, ist nicht mehr
gebunden.
Yoga handelt von diesem
natürlichen Leben.

Einleitung

Worte haben Kraft. Schon ganz alltägliche Worte haben Kraft. Wieviel mehr die Worte großer Weiser? Jener Menschen, die eine höhere Wirklichkeit als unsere normale empirische selbst erfahren, in deren Leben, Wirken und Reden sich diese Verwirklichung auf ganz natürliche Weise ausdrückt? Ein solcher Meister, eine so große Seele ist Swami Venkatesananda.

In diesem liebevoll und sinnreich aus verschiedenen Vortragsreihen zusammengestellten Buch hat jedes Wort eine gewaltige Kraft. Eine Kraft, die uns als Suchende auf dem Weg Licht und Wegweiser, Hilfe und Trost sein kann. Die ganze Bandbreite des spirituellen Weges ist hier dargestellt. Durch den für Swami Venkatesananda charakteristischen Stil – die originellen englischen Wortspiele, die humorvollen treffenden Beispiele und Analogien – ist es nicht nur ein inspirierendes, erhebendes Werk, sondern es liest sich auch so spannend wie ein guter Roman. Und das ist es auch: Der Roman unseres Lebens, des Lebens an sich – und somit das, was uns am nächsten liegt, was unsere Seele direkt berührt und betrifft. Ein Buch, das mit relativen Neulingen auf dem Weg in einer leichten, eingängigen Sprache kommuniziert und sie empfinden lässt, was ganzheitlicher Yoga ist. Und das Menschen, die schon länger auf dem Weg sind, tiefe Einsichten schenkt. Gerade für sie kann es eine große Hilfe sein, eigene spirituelle Erfahrungen wieder zu entdecken, die Hindernisse zu erkennen und zu überwinden.

Möge dieser spirituelle Schatz sich segensreich für viele Menschen und die Welt auswirken, seinen Weg zu vielen suchenden Seelen finden. Das ist mein bescheidenes Gebet.

Swami Nirgunananda

Vorwort

Der klassische Vedanta Indiens ist eine zutiefst praktische Philosophie, im wahrsten Sinne des Wortes; eine Liebe zur Weisheit, die konkret im Leben verwirklicht werden will. Dafür muss man kein studierter Philosoph sein. Weisheit ist eine innere Erkenntnis, die tiefgehenden Erfahrungen des Lebens entspringt. Egal ob man Schuster oder was auch immer ist, erschließt sich die Weisheit, wenn man in die Tiefendimensionen der Seele eintaucht und einen tiefen wahrhaftigen Kontakt mit sich selbst und der aktuellen Lebenswirklichkeit aufbaut.

Den Texten dieses Buches merkt man deutlich an, dass der Verfasser weiß, wovon er spricht. Es wurde eine wirklich sehr getreue und genaue Arbeit geleistet. Es sind wirkliche Meditationen über die Funktion des Geistes (engl. *mind*, Sanskrit *manas*) und das Erwachen. Der Text liest sich teilweise wie eine fließende Poesie, die die eigene persönliche Erkenntnis wecken will. Daher kommt es auch nicht darauf an, jede Einzelaussage auf die Goldwaage zu legen, sondern sich existentiell auf die Botschaften einzulassen.

Neben vielen Aussagen und Formulierungen, die auf der Tradition des Vedanta beruhen, findet sich eine Akzentuierung, die für die heutige Begegnung der indischen Philosophie mit der westlichen Kultur bedeutsam ist. Die Integration des Bewusstseins ist ohne Schattenarbeit nicht möglich. Dabei geht es eben nicht um die Unterdrückung unangenehmer Regungen, sondern um das ehrliche und rückhaltlose Anschauen und Annehmen der eigenen Wirklichkeit, die sich im Innen und im Außen zeigt. Bewusstsein hat neben seiner universalen transzendenten Komponente auch die Qualität des Hinschauens. Wer wirklich hinschaut, durchdringt das Dunkel der Unwissenheit.

Wer nur im Geist analysiert und einzig dem Licht zustrebt, ohne den Schatten zu sehen, baut sich ein Scheingebäude des Lichts, das zum dogmatischen Gebäude eines Gefängnisses werden kann. Genau das ist aber kein Yoga und kein Vedanta, auch wenn die frommen Nachfolger der verschiedenen Lehrer es immer wieder dazu machen wollen.

Der Weg der Selbsterkenntnis ist ein Weg der Untiefen. Alle strukturierte, festgelegte Praxis ist immer nur Vorbereitung auf den entscheidenden Punkt des Aufleuchtens einer tieferen Wirklichkeit, in der die Verdrängungen und Projektionen ihre Kraft verlieren. Vedanta ist auf einer Ebene eine Philosophie der Konzeptlosigkeit, auch wenn es im Vedanta viele hilfreiche Konzepte und Stufen gibt. Dazu bedarf es aus Sicht von Patanjali in erster Linie des Mutes, der Wirklichkeit vorbehaltlos ins Auge zu sehen. Die alten Yogis wussten um die Untiefen, auch wenn es in der formalen Struktur der Texte manchmal nur angedeutet wird.

Wer Yoga und Vedanta nicht als eine neue Heilslehre von außen aufnimmt wie ein Kind, welches gestillt werden will, sondern diese Lehren als Spiegelung des eigenen Entwicklungsweges begreifen lernt, der kann tiefen Gewinn aus diesen philosophischen Traditionen schöpfen. Weisheit ist keine östliche Errungenschaft, sondern ein Potential des Menschen, das sich überall zeigen kann.

Prof. Dr. Martin Mittwede

Anmerkung

Seele und Selbst, das *große Ich*, Gott oder das Absolute werden in diesem Buch nicht abgegrenzt – *Yoga handelt nicht vom Selbst oder Gott.* Es beschreibt unser psychisches Herz, Gemüt und wie seine vier *äußeren Instrumente* vor dem Hintergrund der Seele funktionieren, die von ihr gestützt werden. Zusammen bilden sie den einen Bewusstseinsstrom. Das Buch beschreibt nur etwas von dieser umfassenden inneren Bewegung, von der Kultur und den Methoden, unser seelisches Wesen zu finden.

Es befasst sich daher auch nur am Rand mit dem großen Gebiet des Handelns und der selbstlosen Arbeit – *Karma Yoga*, obwohl es die Basis des Yoga und des irdischen Lebens ist. Das liegt wohl an dem Wörtchen *ich*, das vorrangig zu klären war. Die Beschreibung des Karma Yoga wäre Gegenstand eines anderen Buchs. Abgesehen davon gibt es Werke von Venkatesananda (s. Anhang), die sich immer wieder mit *Tätigkeit* an sich und Arbeit als Karma Yoga befassen. In deutscher Sprache ist etwa die Übersetzung von Venkatesanandas *Sivananda Yoga* erschienen. Venkatesananda erweckt hier als Betroffener spontan und einfach unser Verständnis für das Wesen der selbstlosen Arbeit.

Genau am Anfang seiner Praxis entdeckt der Sucher, dass die Intelligenz im Körper fähig ist, von Moment zu Moment jeder Situation im Leben zu begegnen. Er deckt seine eigene Unwissenheit auf und entdeckt, dass es nichts anderes als Selbstwissen gibt: Erkenntnis als das Selbst oder das Selbst als reines Erkennen.
Das ist Befreiung (kaivalya) – immer und ewig anwesend – sie kann deshalb nicht als Ziel angestrebt werden.

Einführung

Ein Mann lebte am Fuß des Himalaya, er badete im Ganges, weil er darin eine Gottheit fühlte. Auf Tonbändern hört man eine Stimme, die die Angst vertreibt. Seine Sprache ist süß und großzügig. Ein paar Schüler bitten ihn, dass er sie von der Armut der Seele befreit. Er spricht von Wissen in Verbindung mit reiner Handlung. Es soll äußerst leicht gewesen sein, ihm Freude zu bereiten. Einige wie Swami Venkatesananda fingen den Ball des Glücks und gaben ihn weiter. Ihr Yoga bildet die Basis der Entwicklung vieler moderner Zentren und Richtungen in unserer Zeit eines Neubeginns.

Wir erleben die Wucht einer allgegenwärtigen Umwälzung und Zerstörung. *Die Welt spielt mit Feuer und jeder lebt und arbeitet in diesem Feuer. Niemand weiß, was morgen kommt.* Obwohl wir vor allem empfindende Wesen sind, haben wir dem Verstand das Feld überlassen. Dass er keinem Yoga unterworfen wurde, hatte bekanntlich sehr schlechte Folgen.

Gerade jetzt erweist sich, dass der klassische Yoga eines Venkatesananda zeitlos und seine Lehre so radikal wie diese Zeit selbst ist: *Zu versuchen, Krieg zu vermeiden, ist dumm. Menschen werden in jedem Fall sterben und alles wird zerstört werden, ob Krieg oder nicht Krieg. Krieg zu führen und zu töten ist noch dümmer. Warum etwas töten, was ein bisschen später sowieso sterben wird? Das Problem ist, wie leben?* Können aber die Yoga-Praktizierenden zu Beginn des 21. Jahrhunderts wie Swami Venkatesananda leben, zumal verschiedene Weise und Seher unserer Tage der Auffassung sind, dass die *derzeitige Weltsituation äußerst ungünstig ist, um zu einem klassischen Yogi zu werden oder fortgeschrittene Meditation zu praktizieren?*

Doch Gott wäre nicht Gott, wenn er nicht auch einem ungeübten Stadtyogi die Gnade der Befreiung schenken könnte. Das Geheimnis liegt in jedem von uns. Warum nicht auch in ihm oder gar in einem klassischen Nicht-Yogi? Und der Meister wäre nicht Venkatesananda, wenn seine praktische Lehre nicht auch ihnen helfen könnte. Viele der westlichen Sucher dürfen sich wie der Herausgeber in die Warteschlange der nicht-klassischen Yogis einreihen – unfähig *fortgeschrittene Meditation* zu praktizieren. Doch haben wohl die meisten klassischen Yogis eines mit ihnen gemeinsam – die Last einer Mauer, die unser unbegrenztes Glück gefangen hält: *Wir können mit Atombomben Städte und Leben vernichten, aber keine Atombombe kann das menschliche Ego, die Selbstsucht zerstören.* Vielleicht umso weniger das subtile Ich-Gefühl eines Meditierenden, der weiß, dass ihm nicht mehr viel Zeit bis zu seiner Erleuchtung bleibt. Deshalb sagt Yoga: *Das Ego, die Selbstsucht kann nur durch selbstloses Denken und Handeln und durch Demut überwunden werden.*

Hier ist der Meister unnachgiebig: Solange wir unser Stehvermögen im schwankenden Boot auf diesem Ozean der Dualität nicht behaupten können und an kleinen Beispielen des Alltags beweisen, *täuschen wir uns selbst, wenn wir glauben, dass wir jemals irgendeinen*

Yoga ausgeübt hätten. Deshalb befasst sich ein Teil des vorliegenden Buchs mit verschiedenen Stationen innerer Reinigung und Kultur.

Venkatesananda selbst sank irgendwann mitten auf seinem Weg unermüdlicher selbstloser Arbeit *(Karma Yoga)* in das kosmische Bewusstsein. Er pries wie Krishna und wie die Weisen unserer Tage *dynamischen selbstlosen Dienst als die beste Form der Meditation und Verehrung Gottes. Arbeit ist Maha Yoga. Selbstloses Handeln ist das Licht in einer Welt, die tief im Dunkeln steckt. Dieses Zeitalter braucht vor allem Arbeit als Gottesdienst durch ständiges Gewahrsein des Göttlichen.* Denn wie soll sich einer, der fest schläft, selbst aufwecken? Das kleine Ich des Yogi braucht jemanden, der die ganze Arbeit für ihn erledigt – das große Ich Gottes. Er soll bei seinem ganzen Tun und Lassen ohne den geringsten Zweifel dem Axiom der Wahrheit folgen: Gott ist Gott, weil Er in allem und jenseits von allem ist, allwissend, allmächtig.

Deshalb ist es der Herr selbst, der in allem und durch alle arbeitet. Deshalb liebt Er sich in allem und durch alle und dient sich selbst durch uns. Und vielleicht können wir in irgendeiner kleinen Tat, die anderen nützt, Seine Liebe etwas deutlicher spüren?

Diese Dynamik eines aktiven Alltags mitten in der Welt der Arbeit zwingt den Yogi zu nichts, nicht einmal dazu, Yogi zu sein. Vor dieser beständigen Hintergrundkulisse seines Denkens und Fühlens wird jede Arbeit zur Meditation. Sie gibt ihm Frieden und wird zur Basis seines meditativen Lebens. Die geradezu aggressive

Dienstbereitschaft Venkatesanandas erlaubte ihm, in diesem inneren Raum zu bleiben, und dann für immer, auch wenn er nichts tat. Venkatesananda rät uns daher, *Dienen und Meditieren zu kombinieren, um die Synthese eines kontemplativen Dynamismus – Karma-Yoga – zu entwickeln.*

Sein ultra-moderner zeitloser Yoga kreist wie die Bergpredigt um den Kern einer Stille, die unter allen wechselnden Umständen des Alltags da ist, immer dieselbe und doch immer neu: Patanjalis *Yoga citta vritti nirodha (yogaś citta vṛtti nirodhaḥ)* bedeutet bei Venkatesa aber nicht, *dass Gedanken brutal unterdrückt oder ausgerissen werden. Es ist vielmehr ein wachsames, achtsames Verstehen ihrer Bewegungen, ein fortgesetztes und aufmerksames Beobachten in unserem Geist. Yoga geschieht, wenn so die Bewegungen des Denkens beruhigt werden, wenn die Vibrationen unseres Denkorgans sogar aufhören. Die Gedanken finden dann keinen Ausdruck mehr.*

Folglich ist dieses Buch darauf angelegt, an die Stille in uns zu erinnern. Beim Meister geschieht das weniger durch die Worte seines Verstandes, durch seine Gelehrtheit der Bedeutungen, sondern durch das, was wir durch sie *empfinden*, oder: was durch die lebendige Erfahrung des Meisters mit unserem eigenen Urwissen schwingt. Wo schwingt? Er sagt: In Chitta *(citta).* Wir nennen Chitta vielleicht *Herz, Gefühl, Gemüt, Unterbewusstsein, menschlicher Geist* usw., aber keines dieser Worte kann uns die Wahrheit und Unermesslichkeit von Chitta offenbaren. Chitta ist einer der wichtigsten Sanskrit-Begriffe der klassischen Yoga-Literatur. Der Autor assoziiert ihn annähernd mit englischen Wörtern wie *mind, heart, intelligence, consciousness, self.* Aber keiner dieser Wortbegriffe stimmt mit Chitta überein, zudem kann Chitta sowohl das individuelle wie das kosmische Bewusstsein bedeuten. Und in der deutschen Sprache wiederum gibt es keine entsprechenden Wörter für die Bedeutungen der englischen Begriffe. Und jedes Sanskrit-Wort hat Dutzende von Bedeutungen. Sie sollten auch noch ins Deutsche übertragen werden (s. Anhang „Wortbedeutung, Übertragung, Kommunikation").

Damit wird klar, dass wir ein Buch, das von der *Stille* im Herzen spricht, nur unter großen Verlusten mit dem Verstand lesen können. Der Autor bittet uns deshalb, zwischen Übermittlung und Kommunikation durch Sprache zu unterscheiden: *Du verstehst die Bedeutung dieser Wörter nicht, du hörst nur, wie die Wörter klingen. Die Wahrheit kann nicht vermittelt werden, sie kann nur kommuniziert werden, wenn du und ich unsere individuelle Persönlichkeit ablegen und eins werden.*

Selbst im Vorgang des Lesens und Sprechens erkennt der Meister einen Akt des Yoga. Dieser ist in allen Momenten, in allen unseren Tätigkeiten und Beziehungen als ein Einssein gegenwärtig – als dieses *große Ich* in uns und überall. *Ich* hat keine Gestalt und keinen Namen. Es ist unendlich. Lieben wir aber den leeren Raum? Sogar die moderne Wissenschaft führt z.B. anhand ihrer Photonen-Experimente zum Schluss, dass jeder Punkt der kosmischen Matrix in direkter dynamischer Verbindung mit unserem Herzen steht und auf dessen

Informationen reagiert. Das bedeutet, was die Yogawissenschaft schon immer wusste: Wir brauchen nur den Stecker – vielleicht eines Namens oder einer Gestalt – unserer Liebe in die Steckdose dieses ozeanischen Bewusstseins stecken und da ist die Verbindung! Das kosmische Chitta des Unendlichen wird sich selbst in einer endlichen Gestalt des individuellen Chitta (menschlicher Geist) bewusst und antwortet entsprechend unseren Bedürfnissen!

Das ist die Größe dieses Yoga, der die altbewährten geistigen Disziplinen aller Religionen und Kulturen integriert: die wundersame Gabe des menschlichen Geistes, sich jederzeit mit dem kosmischen Geist zu vereinen: *Realisiere, dass alle Beziehungen die Interaktion der Vorstellungen von Ich und Du in dir selbst sind. Das ist die Plattform, von dort kannst du weder in die Selbsterforschung noch ins Alles-Ist Gott-Sehen springen. Wenn du erkennst, dass das alles nur Vorstellungen sind, warum stellst du dir dann nicht vor: Das alles ist Gott?*

Diese Disziplin ist keine Übung einer gewöhnlichen Einbildung: *Es ist wahr. Was du dir heute vorstellst, wird morgen deine Erfahrung. Was immer du in Bezug auf das Göttliche im Gemüt, im Herz, in der Vorstellung tust, berührt Es! Gott ist überall mit seiner unendlichen Intelligenz und Sensitivität gegenwärtig. Er ist in jedem Punkt des Raums aktiv, reagiert auf alles, was im Universum passiert, sogar in der Welt der Einbildung, sogar in der Welt der Gedanken! Benütze also die Gedankenkraft der Einbildung oder Vorstellung richtig! Das ist typisch für den spirituellen Menschen. Anstatt dir dauernd irgend-*

etwas vorzustellen, stelle dir immer die göttliche Gegenwart vor!

Das ist das Genie des uralten Yoga der Menschheit, der das Schöpfungsprinzip anwendet, dass *die allgegenwärtige Intelligenz absolut sensitiv ist und sich in der Art ausdrückt, wie du sie dir vorstellst!* Sie antwortet entsprechend unserem Verlangen und erfüllt es. *Je intensiver, desto wunderbarer sind die Resultate!* Deshalb *ist ein göttlicher Name, ein Mantra, eine Gestalt Gottes wie himmlisches Ambrosia. Ihre Kraft ist stärker als die Atombombe,* stärker als das Ego, als der Verstand. Also stärker als die Atombombe ist unser *Gefühl*, unser Glauben, Vertrauen, unsere Überzeugung. Im wissenschaftlichen Test soll die Feldenergie unseres Herzens ca. 80% gegenüber 20% des Verstandes betragen, welcher die Atombombe kreierte.

Der Meister lebt aus dem Herzen der Hintergrundkulisse seines Denkens und Fühlens, dass es nichts anderes als Gott gibt, *nichts anderes als Selbstwissen gibt – Erkenntnis als das Selbst oder das Selbst als reines Erkennen.* Aus diesem Einheitsbewusstsein singt er sein erstaunliches, sein fröhliches Lied: *Das Leben ist, entgegen der landläufigen Meinung, nicht Kampf. Die einfachste Art zu leben ist fröhlich und glücklich zu sein. Das Leben ist intelligent, weise und wach genug, um Schmerzen und Unglück direkt zu vermeiden. Warum bist du unruhig? Solange der Wunsch im Herzen ist, wird Gott nicht kommen.* Wenn wir anerkennen, dass Er jetzt gerade die Schleusen unserer Erfüllung öffnet, kann unser Alltag, unser Leben, auch wenn der Boden unter unseren Füßen beben sollte, in einem gedankenlosen, natürlichen, problemlosen Strom des Gewahrseins dahinfließen – Gewahrsein *nicht seiner selbst, nicht anderer, sondern gewahr!*

Das ist der goldene Augenblick eines Wahrheitssuchers, der einzige Moment seiner Wahrheit, seine letzte, seine ewige Chance. Ähnlich wie den Tiefschlaf kann er die Stille, Gott oder das Selbst nicht denken oder erzwingen, nicht einmal wollen. Im Gegenteil: *Gott zwingt uns ab einer gewissen Stufe, ihn zu lieben, weil er uns liebt. Es hängt nicht von unserem Willen ab, nachzugeben oder nicht. Es hängt von Gott ab.*

Auf die Erfahrung dieser geheimnissvollen, kompromisslosen Abhängigkeit möchte uns die Arbeit Swami Venkatesanandas vorbereiten.

Yoga, die Gottsuche der Menschheit seit ihrer Geburt, beruht auf der Sehnsucht, dieses Geheimnis zu lüften. Sehnsucht hat Tradition – die älteste Tradition seit der Geburt eines Ich. *Die vedische Tradition ist die Tradition der Selbstlosigkeit. Wahre Religion ist eine Religion der Selbstlosigkeit. Dadurch begründet man sein eigenes Wohlergehen. – Selbstlosigkeit ist das Geheimnis!*

Wo immer du dich hinwendest, ist Glückseligkeit, weil du in Gott eingetreten bist, weil du erkennst, dass alles was geschah, wegen Gott geschah und geschieht.

Herausgeber

Es ist dunkel in der Höhle. Dein Sohn fragt dich: Wie lange ist diese Finsternis schon in dieser Höhle? – Tausende von Jahren. – Oh, so lange! Wie lange wird es dauern, bis sie wieder verschwindet? – Nicht einmal eine halbe Sekunde. Wenn du eine Taschenlampe hast und drückst auf den Knopf, verschwindet sie. Sie wird nicht argumentieren: Ich bin hier seit zehntausend Jahren, drücke wenigstens tausend Jahre auf den Knopf und ich werde gehen. Nein, sie verschwindet in einem Augenblick. Der Sucher besitzt diesen Glauben. – Genauso ist es mit unserem undurchdringlichen Ego, wenn alles finster ist: In dem Augenblick, indem die Liebe zu Gott in ihm hochkommt, ist plötzlich alles Licht.

(Typo-)Grafisches

Alle Kapitel bestehen aus Reden und Texten des Swami und sind mit gerader Schrift, Zitate und hervorzuhebende Worte darin kursiv gekennzeichnet. Genauso sind unsere Texte zur Widmung, Danksagung, Einführung usw. in gerader, aber die Aussagen der Autorschaft in kursiver Schrift dargestellt.

In der Regel werden Sanskrit-Wörter beim ersten Mal in gerader Schrift ohne diakritische Zeichen in gebräuchlicher deutscher bzw. englischer Schreibweise (Vritti) wie Hauptwörter behandelt und dahinter in Klammern mit diakritischen Zeichen *(vṛtti)* wiedergegeben, dann aber nur noch in deutscher Schreibweise. Für Eigennamen (Patañjali) und Bezeichnungen der indischen Schriften (Yoga Sūtra) gilt Sanskrit-Schreibweise, außer bei sehr gebräuchlichen Namen (Krishna, Sivananda).

Zitate, direkte und indirekte, aus anderen Schriften erscheinen *kursiv*.

Die Abbildungen sollen möglicherweise nicht die Persönlichkeit des Autors, sondern die Identität von Lehre und Leben im Yoga illustrieren.

Wenn sich das Unendliche seiner gewahr wird, dann ist Unendlichkeit überall, auf unendlich viele Weisen, sozusagen ohne Sinn und Verstand. Gewahrsein, sich seiner selbst gewahr werdend, zieht eine scheinbare Trennungslinie in sich selbst. Diese Trennung ist nicht echt. Sie entsteht, wenn Bewusstsein zu sich selbst kommt. Das ist die Welt.

I

Weltreise Ich

1.1 Zweckloses Sein

Wie kann man etwas Einfaches kompliziert machen? Hast du darüber jemals nachgedacht? Du bist hier und wir sind auch hier, und vielleicht ist dem Zweck unseres Zusammenkommens – wenn es überhaupt einen gibt – wunderbar gedient, wenn wir uns nur gegenseitig ansehen, lächeln und weggehen. Trotzdem ist da zuerst einmal eine Vermutung – ich will sagen eine Illusion – , dass es einen Zweck (wie den unseres Zusammenkommens) gibt, und dann bin ich gezwungen zu entscheiden, wie er am besten erreicht werden kann, weil ich dann denke, dass es eine ganze Menge Möglichkeiten gibt. Eine extrem einfache Sache wird immer komplizierter. Es gibt einen Zweck, und um den Zweck zu erfüllen, besteht eine

Anzahl Möglichkeiten und dann ist jemand gezwungen, eine Entscheidung zu treffen.

Was wir niemals zu fragen wagten ist, ob es überhaupt einen Zweck gibt. Haben wir uns zu einem Zweck versammelt? Wenn ja, wer bestimmt ihn? Wenn da 50 Leute sitzen, gibt es mindestens 75 Zwecke.

Sind wir erst einmal davon ausgegangen, dass es einen Zweck gibt – weil es der komplizierte Verstand ablehnt zu sehen oder sich zu fragen, ob es überhaupt einen Zweck gibt –, dann nehmen wir auch an, dass es einen Zweck gibt, für den wir in diese Welt geschickt wurden. Falls du mir meine Leichtherzigkeit vergeben willst, dann sage ich dir, der einzige Zweck ist, dass ich für meine Mutter eine Last war. Sie wollte dieses Ding loswerden! So einfach könnte es gewesen sein – und sobald die Entbindung stattgefunden hatte, war auch ihr Problem gelöst. Mein Problem braucht es gar nicht zu geben: Ich bin schon da! Und du bist auch da!

1.2 Die dunkle Seite von Gott

Du siehst im Universum die fünf Elemente, aber das Ich oder Ego ist das Subjekt von ihnen allen. – Ich berühre. Ich sehe, ich höre. Dieses Denken, dieses Ich, dieser Egoismus, diese Intelligenz muss in der kosmischen Intelligenz aufgelöst werden. Die Elemente gehen im Ego und in der Intelligenz auf, in Mahat *(mahat)*.

Aus dieser kosmischen Lebenskraft-Intelligenz entstand meine Lebenskraft-Intelligenz. Aus dieser Intelligenz entstand mein Ego. Mein Ego brachte all diese Elemente zusammen und formte diesen Körper.

Im Sanskrit bedeutet Mahat einfach nur *groß*. Es ist die kosmische Intelligenz und die kosmische Lebenskraft. Beide sind vermischt. Mahat ist wirklich unbeschreiblich. Es ist die kosmische Intelligenz-Lebenskraft-Mischung.

Dieses Mahat selbst ist das Werk der Natur Gottes. Das geschaffene Universum wird Natur genannt. Dieses Mahat ist aus Gottes Natur geboren. Alle fünf Elemente, das Leben, die Intelligenz – alles ist kosmisch. Warum sage ich dann: *Ich bin so und so und er ist so und so?* All das ist Gott und seine Natur! Was ist es, das dich von mir unterscheidet und mich von ihm? Das kann niemand erklären. Jenseits dieser Natur herrscht Dunkelheit. Was immer du also machst, du gehst los und klopfst an die Tür dieser Dunkelheit. Welchem Yoga *(yoga)* oder welchem Weg du auch folgst, du wirst auf diese Dunkelheit stoßen. Alles ist aus dieser dunklen Seite von Gottes Natur geboren. Das ist der Grund, warum jemand auf die Frage *Was ist das Universum?* antwortete: *Es ist der Traum Gottes.* Möglich, dass Gott selbst schläft und das Universum träumt.

1.3 Nichts kommt und nichts geht

Wie wurde sich der menschliche Geist einer materiellen Außenwelt überhaupt bewusst? Durch die Wege des Körpers, durch die Mittel des Körpers. Dank der Augen kann ich dich sehen. Durch meine Ohren kann ich dich hören. Wenn sie ihre Funktion eingestellt haben, ist kein Erfassen der äußeren materiellen Welt mehr möglich. Wir wissen, dass wir im Schlaf unsere eigene Welt erschaffen können. Die Fähigkeit dazu ist auch jetzt vorhanden. Wir nennen diese Fähigkeit hier nicht *menschlicher Geist oder Gemüt* (engl. *mind),* weil wir nicht genau wissen, was dieses Etwas ist. Aber wir wissen darüber Bescheid, was man Körper nennt, wie er sich erhält, aufbaut, sich selbst repariert und letztlich auslöscht. Also wollen wir nicht am sogenannten Gemüt, sondern an diesem physischen Körper ansetzen.

Der Körper braucht etwas Zeit, bis er zerfällt. Seine Auflösung erfolgt meistens langsam. Wenn er nicht verbrannt, vergraben oder vor die Hunde geworfen wird, braucht auch die Zersetzung noch Zeit. Aber nichts kommt und nichts geht. – Das gilt auch für die Fähigkeit der Gestalt Venkatesanandas *(veṅkaṭeśānanda),* das alles aus sich selbst heraus und in sich selbst zusammenzuträumen. Wenn also der Körper vergangen ist, ist auch der Kontakt zur Außenwelt abgebrochen.

Folglich existiert die Welt nicht. **Allerdings konnte er schlafen gehen (seine Sinneswahrnehmung von der Materie abkoppeln) und seine eige-**

ne Traumwelt erschaffen. In genau derselben Weise und auch an diesem Punkt (des Todes), wo die Welt durch Aufhören der Sinnesfunktionen abgehängt wird, fängt dieser Venkatesananda wieder zu

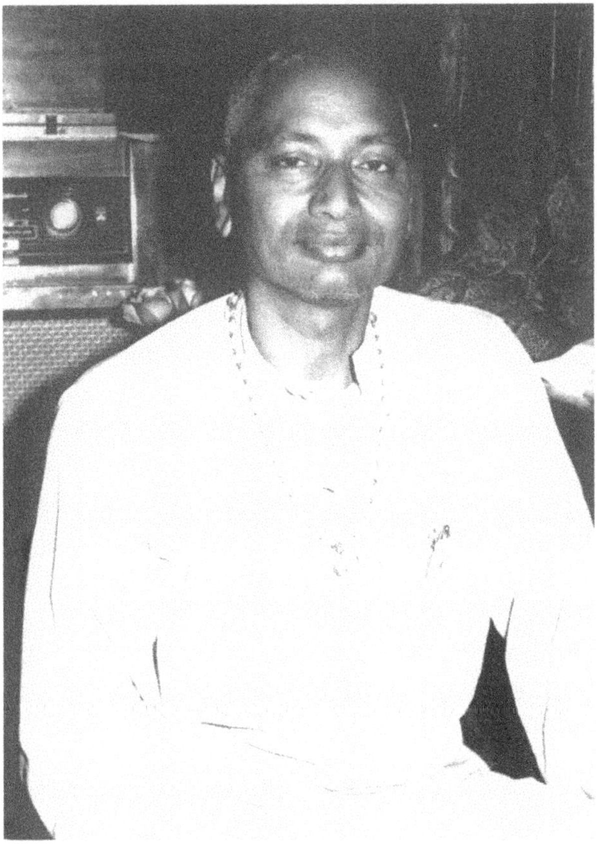

träumen an. Es wird eine neue Welt. Auch in dieser Welt funktioniert der Bursche. Für wie lange?

Was ist Zeit, was ist Raum? Damit ist klar: Nichts ist gekommen und nichts ist gegangen.

Dem, was in diesem Raum sitzt und Swami Venkatesananda genannt wird und zu euch spricht, geschieht etwas: Plötzlich hört der Körper auf zu atmen, das ist alles. Doch nichts geht weg. Nichts kommt und nichts geht weg.

Der Tod kommt nicht von irgendwoher und das Leben geht nicht von hier weg. Nichts verlässt den Körper, nichts kommt in den Körper herein. Der Körper zersetzt sich, also gibt es einen Zusammenbruch. Aber für das Gemüt gibt es keinerlei Zusammenbruch.

Dieses Etwas, genannt *Swami Venkatesananda*, sitzt da und redet zu euch. Doch wenn ich die nächsten paar Tage nichts esse, lassen die Aufbaukräfte nach. Und da der Körper sogar aufhört zu atmen, kommt der Aufbauprozess völlig zum Stillstand. Da weder die Aufbau- noch die Zusammenhaltekraft (die die Glieder, die Zellen, die Moleküle verbindet) wirkt, beginnen sie auseinander zu fallen. Das ist das Vernünftigste, was sie tun können. Doch nichts ist gegangen und nichts ist hinzugekommen.

Und was ist, ist, und was bleibt, bleibt. Und was bleibt, hat jetzt keine Verbindung zur äußeren materiellen Welt.

1.4 Ernstes Spiel

Wenn der indische Weise sagt: *Die Schöpfung ist das Spiel des Herrn*, dann ist der ernsthafte Rationalist, der an eine zweckhafte Schöpfung glaubt, enttäuscht, ja angewidert. Ist Gott solch ein Kindskopf, dass er spielt?

Sind die Erschaffung der Welt (einschließlich ihrer vorhergehenden Zerstörung), ihre Erhaltung, Entwicklung und Veränderung nur Sein Spiel? Sind die herzzerreißende Suche und die ganze Knochenarbeit, die ans Mark geht und die Herausforderung des Lebens bedeutet, nur Sein Spiel? Sind das Überwinden des Todes, der Krankheit und der Zerstörung aller Art einfach nur Sein Spiel? So fragt er zynisch, ja verächtlich.

Doch warum sollte man annehmen, dass Spiel nicht all dies beinhaltet? Frage irgendeinen Olympiasieger, Tanzstar oder Musiker, Zirkusartisten oder einen Schauspieler: Sie alle beschäftigen sich mit Spiel und wissen, was Spiel heißt! Spiel ist nicht Müßiggang oder etwas Dummes oder irgendeine leichthin zu betreibende sinnlose Tätigkeit. Es beinhaltet die Einhaltung von Spielregeln; dadurch haben die Mitspieler genügend Freiraum, um ihren Willen frei einzusetzen, hier müssen sie ihn sogar einsetzen. Gewinnen und Verlieren gehören wesentlich zum Spiel, denn nicht jeder kann gewinnen, und ein Spiel zu verlieren heißt nicht, in Ungnade zu fallen. Man muss die Regeln des Spiels gut kennen und seine Rolle ohne ängstliches Streben nach Erfolg spielen. Nur so gewinnt man.

In diesem Spiel der Welten ist der Herr der Urheber des Spiels, der Schiedsrichter, das Spielfeld, der Start und das Ziel! Er macht alles mit Hilfe seiner eigenen göttlichen Energie und Stärke, in sich selbst, durch sich selbst, zu Seiner eigenen Freude und Befriedigung! Die Arbeit, die auf uns wartet, ist, Ihn zu verehren. Er nutzt uns als Seine Werkzeuge; Er sorgt für die richtige Art der Hilfe und bringt die richtigen Bedingungen ins Spiel, damit sich Seine Mission erfüllt. Was sie bedeutet, liegt in Gottes Schoß. Versuche also nicht, dich auf irgendetwas einzuschwören oder gar eine Wette abzuschließen. Das Leben ist ein Experiment – wegen des Gebrauchs des freien Willens in diesem Spiel –, aber Wetten ist verboten!

1.5 Scheinbare Trennungslinie

Wenn morgens dein Schlaf zu Ende geht, was geschieht dann als Erstes? Der Ich-Gedanke kommt auf: *Ich bin.* Dieses Bewusstsein war auch in deinem Tiefschlaf da. Wenn ich deine Fußsohle kitzle, ziehst du den Fuß weg. Du warst nicht bewusst, aber trotzdem war Bewusstsein in ihr. Dieses Bewusstsein war homogen, ruhte ungeteilt in sich selbst und hatte deshalb kein getrenntes Wissen von sich. Beim Erwachen fing dieses Bewusstsein sofort an, sich seiner selbst gewahr zu sein – *Ich bin.* Plötzlich fühlst du das Kopfkissen und weißt: Ich schlafe in diesem Bett. Das Gefühl und das Gewahrsein *Ich bin* kommen auf und fast zur selben Zeit auch dieses *du bist* und *sie sind* – so erhebt sich die Welt im selben Bewusstsein und meldet sich zurück.

Es ist nicht mein Bewusstsein und deshalb kann ich diese Welt nicht manipulieren. Diese Welt ist nicht das Werk meines Bewusstseins oder anders ausgedrückt: Es gibt nichts, was man *mein Bewusstsein* nennen könnte. Alles ist das Werk des Bewusstseins. Hier träumt das Bewusstsein. Das Bewusstsein wird sich als all dies gewahr, ist Universum. Und da dieses Bewusstsein unendlich ist, ist es in jeder Art und Weise unendlich. Warum gibt es eine solche Vielfalt an Gesichtern, an Haar- und Hautfarben, an Größen? Welch geheimnisvolle Sache dies ist! Wenn du im Wald umhergehst, beginnst du dich über die Vielfalt der Blätter zu wundern. – Wer hat ein Interesse an solcher Vielfalt, solcher Verschiedenheit? Das ist nur die Arbeit des unendlichen Bewusstseins, das sich ohne jeden Wunsch unendlich ausdrückt.

Wenn sich das Unendliche seiner gewahr wird, dann ist Unendlichkeit überall, auf unendlich viele Weisen, sozusagen ohne Sinn und Verstand. Gewahrsein, sich seiner selbst gewahr werdend, zieht eine scheinbare Trennungslinie in sich selbst. Diese Trennung ist nicht echt. Sie entsteht, wenn Bewusstsein zu sich selbst kommt. Das ist die Welt.

1.6 Ich bin die Welt

Weil es aber nicht dein Bewusstsein ist, das all dies macht, oder weil du kein Bewusstsein unabhängig vom Ganzen besitzt, kannst du auch keine Welt erschaffen. Du kannst dir nur etwas ausdenken und dich in diesen Traum verwickeln. Du denkst, du seist, und sagst *ich bin*. Und dieses *Ich bin*, immer und immer wiederholt, scheint die Wahrheit zu sein. Und das, was nur ein Gedanke war, eine Vorstellung, wurde irgendwie zur Wahrheit. Unser ganzes sogenanntes Leben beruht darauf.

Wenn man diese Einsicht als Wahrheit erkennt, verschwinden die deprimierenden Gedanken, mit denen wir an die Welt herangehen und sie zerstückeln. Die Welt und das Leben mögen immer noch dieselben sein, aber das, was uns verfolgte, jagt uns nicht mehr.

Es ist eine schöne Sache, wenn wir diese Reise unternehmen können und nicht nur versuchen das Endergebnis der Wahrheit zu erfassen. Wenn du die Reise machst, wenn du die Welt anschaust und darüber ungehalten bist, sogar an ihr verzweifelst, dann beginnst du zu verstehen, was die wahre Natur des Selbst ist, die wahre Natur der Welt. Dann kommst du dahin zu begreifen, dass weder ich noch die Welt unabhängig voneinander existieren können: *Die Welt ist Ich. Ich bin die Welt.*

1.7 Im Spiegel

Ist das Leben ein Schlachtfeld der Probleme, des Unglücks, der Sorgen? Hat wer immer es erschuf dafür gesorgt, dass wir alle hier geboren werden, um unweigerlich zu leiden? Das klingt überhaupt nicht logisch. Es gibt eine andere Betrachtungsweise, die hilfreicher ist: Ist das Leben hier auf diesem Planeten entweder schlecht oder nicht schlecht oder eine Mischung aus beidem? Wenn es nicht schlecht ist, gibt es kein Problem. Es bleiben also die beiden anderen Möglichkeiten: dass das Leben ein unvermeidliches Elend ist, und zweitens, dass es eine Mischung ist – manchmal erbärmlich, manchmal erfreulich.

Wenn du akzeptierst, dass das Leben ein Jammertal ist, bist du sofort glücklich. Wenn du erkennst, dass diese Welt eine des fortgesetzten und endlosen Elends ist, dann bedeutet in dieser Welt zu leben für dich, dass du nicht mehr elend bist – du hast begriffen, dass dies tatsächlich die Natur der Welt ist, warum also darüber unglücklich sein? Wenn du es einmal weißt, erwartest du nichts anderes mehr. Das bedeutet, dass all dein Unglück der Erwartung von etwas entspringt, das es nicht gibt. Warum erwartet der menschliche Geist etwas, das die Welt nicht besitzt? Wenn du diese Erwartung fallen lässt, sind Glück, Freude, Glückseligkeit da.

Die zweite Möglichkeit: Entweder ist Leben eine Mischung aus Glück und Unglück oder es hängt davon ab, wie du es auffasst. Beides ist möglich – du kannst hier glücklich sein und du kannst hier unglücklich sein. Wenn du das ein paar Mal wiederholst, erkennst du plötzlich: *Mein Gott, es hängt ja von mir ab!*

Die göttliche Gegenwart, die überall ist, ist in dir, in mir, in der Unendlichkeit all der Geschöpfe; sie fließt überall. Darum ist Interaktion unvermeidlich. Wenn diese Wechselbeziehung eine der Liebe ist, ist das Ergebnis Glück; wenn sie eine des Festhaltens ist, kann sie Enttäuschung bedeuten; ist sie eine des Hasses, der Eifersucht, der Furcht, ist das, was zurückkommt, Unglück. Das meinen wir damit, wenn wir sagen: *Die Welt ist ein Spiegel von uns selbst!*

Warum erwartet der menschliche Geist etwas, das die Welt nicht besitzt? Wenn du diese Erwartung fallen lässt, ist da Glück. Du kommst dahin zu begreifen: *Mein Gott, es hängt ja von mir ab!* Schau mit Liebe auf die

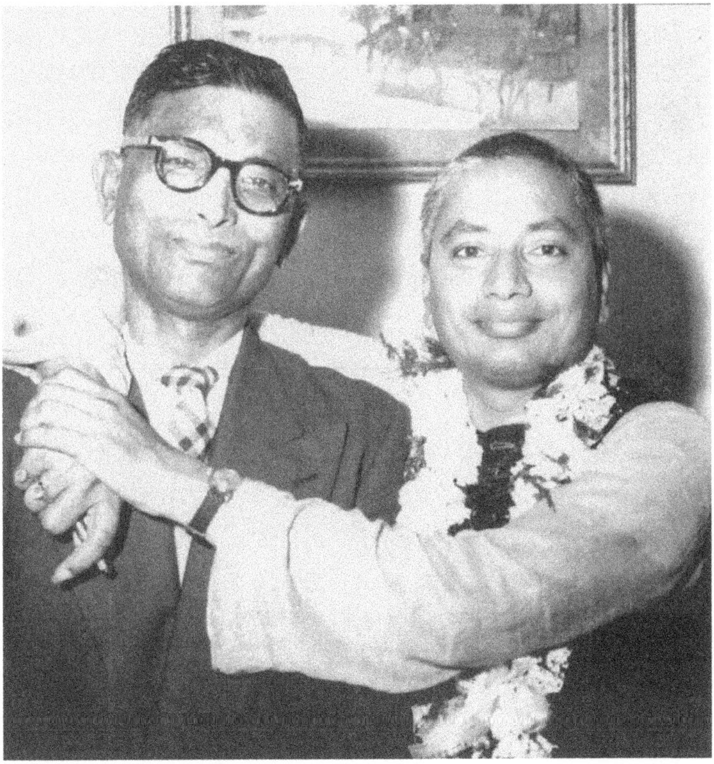

Welt und sie spiegelt dir Glück wider. Wenn du die Welt aber mit Hass betrachtest, spiegelt sie Unglück.

Ich muss an der Stimmigkeit meiner Vision arbeiten. Ohne Heuchelei.
Wir tun, was wir tun wollen. Wenn es gut auszugehen scheint, nehmen wir den Gewinn schnell an. Wenn nicht, sagen wir: Es ist Gottes Willen. Wenn es zum Beispiel ein Kuchen ist, nehmen wir ihn dankend entgegen. Wenn es eine Schlange ist, hängen wir sie Gott um. Daher kommt es vielleicht, dass der Herr Shiva so viele Schlangen auf seinem Körper trägt.

2

Wie stark bewegt sich mein Schleier?

2.1 Suche

Wir denken nur oder vermuten, dass wir auf der Suche sind und Frieden und Glück wollen. In Wirklichkeit wissen wir es nicht. Wann immer wir das bekommen, was wir für Frieden oder Glück halten, lassen wir es gleich wieder fallen und suchen etwas anderes. Was bleibt, ist die Suche. Deshalb ist es gut, dieses Suchen zu verstehen. Wir kennen das Ziel unserer Suche nicht und deshalb ist alles, was wir tun können, uns darüber bewusst zu sein. Inzwischen geht das Leben weiter. Aber wenn wir die innere Beobachtung fortsetzen, berührt uns das ständige Auf und Ab des Lebens weniger, als wenn die Suche gar nicht stattfände.

2.2 Leben oder nicht

Das zwölfte Kapitel der Bhagavad Gītā befasst sich mit der Liebe. Leider haben wir das Wort *Liebe* im Lauf unseres Lebens entstellt. Bevor wir also über die Liebe sprechen, wollen wir uns das Wort *live (Leben)* näher ansehen. Wenn du dieses Wort betrachtest, entdeckst du, dass du etwas sehr Drastisches tun musst, nicht bloß atmen und essen (das ist leicht). Das Wort *live* ist buchstäblich die Umkehrung des Wortes *evil*: *LIVE – EVIL*. *Evil* bedeutet schlecht, böse, übel. Du musst dich also ganz vom Schlechten abwenden, und wenn du es nicht tust, hast du nicht einmal zu leben begonnen. Wir fangen überhaupt nicht an zu leben, bevor wir nicht erkennen, was *das Schlechte* bedeutet, und uns davon abwenden. Wenn du leben willst, musst du also allem, was schlecht ist, den Rücken kehren.

2.3 Der Schleier Nichtwissen

Was ist das Schlechte, das Böse? Es ist nicht das, was die Schriften darunter verstehen. Betrachte dieses Wort noch einmal ganz genau: Aus den vier Buchstaben lässt sich ein weiteres englisches Wort bilden: *V-E-I-L* (der *Schleier*). Was anderes ist das Schlechte als ein Schleier, ein Nebel?

Angenommen, du stellst dir die sehr einfachen Fragen: *Wer oder was bin ich? Was ist diese Welt? Was ist das Leben?* Wenn die Antworten auf diese Fragen verschleiert sind, muss noch etwas Schlechtes in Herz und Denken sein.

Ich kann dir noch ein Dutzend Fragen stellen und du wirst immer antworten: *Ich weiß es nicht.* Warum lebst du? Wie? Wer erschuf dich? – *Ich weiß es nicht.* Wenn die Unwissenheit beseitigt ist, wirst du sofort von Angesicht zu Angesicht mit der Macht sein, die dich erschuf und dich erhält. Zur Zeit stellst du dir Gott nur vor, stellst du dir die Chakras (*cakra*) und so weiter nur vor. Wenn sich der Schleier aber hebt, siehst du sie und du wirst Gott sehen. Das ist der echte Nutzen, den Yoga verspricht.

Selbstvorstellungen

Alle Vorstellungen, die wir von uns selbst haben, sind Schleier und jede Selbst-Vorstellung bringt ein Übel nach dem anderen hervor. Erst wenn ich mich vollständig davon abwenden kann, beginne ich zu leben. Aber *ich* beginne zu leben und *ich* kann sogar vorgeben, mich von allen Schleiern vollständig befreit zu haben. Eine Möglichkeit, diese sogenannte Freiheit auszudrücken, ist die, sämtliche Kleider auszuziehen. Das ist leicht, besonders wenn es heiß ist (und du eine gute Figur hast), aber das bedeutet nicht, dass du dich von der Vorstellung deiner selbst befreit hast. Wenn uns die Schriften nahe legen, wir sollen keine Bilder anbeten, dann waren damit diese Vorstellungen von uns selbst gemeint und nicht Bilder und Götzen. Die Vorstellungen von uns selbst sind die Gefahr.

Du meinst vielleicht, dass du dich längst von allem Schlechten abgewandt hast und dass du dein Leben ganz gut lebst. Das mag nach deinen Maßstäben sogar wahr sein. Du hast einen Maßstab, eine Definition, zum Beispiel dafür, was ein Swami oder Mönch ist. Er sollte entsprechende Gewänder tragen und auf Frauen noch nicht einmal einen Blick werfen – er sollte dieses nicht essen und jenes nicht berühren. Solange er das alles befolgt, verehrt man ihn, besonders wenn er gut reden kann. Deshalb kann er sich leicht einbilden, von allem Bösen frei zu sein: *Ich bin achtzig Jahre alt und folglich frei von Begierde. Ich habe Freunde um mich, die tun, was ich sage, und deshalb werde ich niemals wütend. Ich lasse alles Geschäftliche von anderen erledigen, also bin ich rein und frei von allem Bösen. – Ich bin frei vom Bösen* – in dieser Aussage sitzt die Ursache allen Übels. Diese Eitelkeit genügt, um ein ganzes Heer des Bösen heraufzubeschwören. Auch wenn ein Mensch vorgibt, *heilig*, *heilig*, *heilig* zu sein, dann nur deshalb, weil ihm so schrecklich viel daran gelegen ist. Er muss das Bild von sich selbst unbedingt aufrecht erhalten. Wenn du aber auf die großen Meister schaust, siehst du etwas ganz anderes. Sie sind entspannt und natürlich, natürlich schön.

Der Trick, jemanden zu lieben

Wir sind es gewöhnt, in unserem Geist eine Vorstellung zu bilden, z.B. *Das ist meine Ehefrau und deshalb liebe ich sie.* Natürlich sind noch alle möglichen anderen Bestimmungen damit verbunden: *Sie ist meine Frau und muss dieses und jenes tun ...* Sofern sie dies alles tut, liebst du sie.

Die Liebe ist nicht das, was wir daraus gemacht haben, nämlich: *Ich liebe dich.* In diesem *Ich liebe dich* ist das Ich immer noch da und daher kann ich aufhören, dich zu lieben. Wir haben uns an die Idee gewöhnt, etwas zu erschaffen, das liebenswert ist, um es dann zu lieben – solange es unserer Definition von *liebenswert* entspricht.

Der Trick, Gott zu erfinden

Genau dasselbe tun wir mit Gott. Wir erschaffen etwas, das wir Gott nennen: *Gott ist der Ernährer; Gott kümmert sich um mich.* Das große kleine Ich ist wieder da. Und wenn Er es nicht tut, wird dieser Gott von dir vor die Tür gesetzt.

Die meisten von uns behandeln diesen selbsterschaffenen Gott wie eine Art Sekretär: *Gott, bitte wecke mich morgen früh um 6.30 Uhr, spätestens um 6.45 Uhr.* Wir sind daran gewöhnt, diesen Gott wie eine Sache, einen Begriff zu behandeln; und dann lieben wir diesen Gott, weil wir ihn erschaffen haben. Du hast Gott auf genau dieselbe Weise erschaffen, wie du ein Ding, genannt *Ehemann* oder *Ehefrau,* erschaffst – plötzlich wird in deinem Geist eine gewisse Person in einen Ehemann oder in eine Ehefrau verwandelt. Das ist nicht die Wahrheit; die Wahrheit ist etwas völlig anderes.

Was ist dieser Gott, den du lieben sollst, während du dich noch bemühst, diese Liebe zu entwickeln? Gott ist kein Begriff. Es fällt uns sehr leicht, eine Vorstellung, *Gott* genannt, zu schaffen und sie dann zu lieben. Dahin sind wir unglücklicherweise gekommen, dass wir das in unserem täglichen Leben als Liebe erachten.

Es kommt vor, dass jemand, der einen Vortrag über die Bedeutung der Herrlichkeit der Liebe gehört hat, sagt: *Ich liebe meinen Vater (oder meine Mutter oder meinen Mann oder meine Frau oder mein Kind). Ist das nicht genug?* Oder wir kultivieren so etwas wie ein Konzept der Verherrlichung – *Ich liebe mein Vaterland. Ich bin sogar bereit, mein Leben für mein Vaterland* (oder *für meine Religion) zu opfern.*

Manchmal wechseln wir von einer Gottesvorstellung zur anderen. Wenn du Hindu bist und einen Gott hast, der Siva *(shiva),* Krishna *(krishna)* oder Rama *(rāma)* genannt wird, verehrst du ihn vielleicht eine Zeit lang, doch scheint es dir nichts einzubringen – nichts passiert. Was sollte denn geschehen? Muss Gott etwa kommen und vor dir tanzen? Dann sagt jemand: *Werde ein Sufi, und du wirst augenblicklich die Erleuchtung erlangen.* Also klatschst du in die Hände und tanzt. Oder du wirst Christ oder Buddhist. Der Hindu-Gott wird abgesetzt, du liebst ihn nicht mehr und ein anderer Gott hat seinen Platz eingenommen.

Mein Unglück

Swami Satcitananda *(saccidānanda)* brachte es auf den Punkt, als er sagte: *Sei vorsichtig, wenn du das Wort ‚mein' gebrauchst – es könnte explodieren.* Denn es beruht nicht auf Wahrheit. Nichts gehört mir, auch nicht dieser Körper. In einer der heiligen Schriften findet sich die Warnung: *Denke nicht, dieser Körper gehöre dir; eine ganze Anzahl Anwärter warten darauf:* Ein Geier kreist beobachtend darüber... *Es atmet noch. Sobald es damit aufhört, ist es Fleisch für mich.* Wenn der Körper beerdigt wird, warten die Würmer und das Ungeziefer der Erde darauf, eine gute Mahlzeit zu ergattern. Der Körper gehört ihnen – oder dem Feuer oder den Fischen im Ganges. Also auch der Körper gehört nicht mir. Was gehört mir dann? Nichts, außer der dummen Idee, dass etwas mir gehört. Lass sie los! In der Bhagavad Gītā sagt Krishna:

Nirmamo nirahaṁkāraḥ
samaduḥkhasukhaḥ kṣamī – (XII-13)

Wer frei von Verhaftung und Selbstsucht, ausgeglichen in Freude und Leid und versöhnlich ist...

Er ist völlig selbstlos oder ichlos und betrachtet nichts im Sinn von *Das gehört mir!*

Wenn du ein wenig über diese Sache nachdenkst, wirst du sie sehr interessant finden. Selbstverständlich besteht ein Gefühl von *Ich bin* – das ist unübersehbar. Es ist möglich, dass dieses Gefühl mit dem Körper und der Persönlichkeit verwechselt wird, aber niemand kann bestreiten, dass es existiert. Im Sanskrit wird dies *ahaṁ bhāvanā* (Selbstliebe) genannt. Große Weise wie Ramana Maharshi haben darauf hingewiesen: Wenn du dieses Gefühl bis zu seinem Ursprung zurückverfolgst, wirst du entdecken, dass es nicht die individuelle Persönlichkeit ist, die es hervorruft, sondern das kosmische Sein (s. Kap. 8). Der Ausdruck *Ich bin* beruht auf einer Wahrheit oder Tatsache (obwohl es in dieser Hinsicht einige Unklarheiten geben mag). Basiert nun auch *mein* oder *sie gehört mir* auf einer Tatsache oder handelt es sich dabei um einen völligen Trugschluss?

Wenn du die Wahrheit ernsthaft und aufrichtig suchst, wirst du im Licht dieser Wahrheit erkennen, dass nichts *dir* gehört. Du sagst: *Dieses Hemd ist meines*, doch wenn du es deinem Freund gibst, wird es zwei Minuten später sein Hemd sein. Du kannst das Wort *mein* verwenden, solange du erkennst, dass es nicht wahr ist. Es ist ein zweckmäßiger Ausdruck und nicht mehr. Wenn du jemanden *meine Frau* nennst, so ist das bloß eine zeitweilige Bezeichnung. Noch vor einiger Zeit war sie nicht deine Frau, und vielleicht wird sie es in einer Weile nicht mehr sein. Dennoch – solange wir in dieser seltsamen Welt leben, können wir alle diese Ausdrücke verwenden, tun jedoch gut daran zu bedenken, dass keine Wahrheit in ihnen steckt.

Normalerweise freust du dich, wenn du etwas Schönes erfährst, wenn dir z.B. jemand etwas schenkt. Was meinst du damit, wenn du sagst: *Er hat mir etwas gegeben?* Dabei entsteht große Verwirrung. Nicht er hat dir etwas gegeben und es ist nicht sein Geben, das dich glücklich oder unglücklich stimmt. Wenn nämlich das, was er dir gibt oder für dich tut, dich glücklich oder unglücklich machen könnte, wärst du sein Sklave und dein Glück wäre nicht echt, sondern illusorisch und du wärst irgendwann wieder unglücklich.

Das Theater, glücklich zu sein

Glück hört auf, Glück zu sein, sobald ich es festhalte. Wenn ich es fest im Griff habe, ist es tot. Heiligkeit bedeutet, heil zu sein. Wenn ich heil bin, gibt es kein Problem, keine Schwierigkeit in meinem Leben, keinen Konflikt oder Widerspruch. Wenn aber der Verstand etwas anderes sagt als das Herz und das Leben in eine andere Richtung fließt, werden wir in tausend Stücke zerrissen.

Es heißt, ein anderer wunderbarer Wesenszug des Wahrheitssuchers sei seine innere Ausgeglichenheit, sein ausgewogener Geisteszustand. In der Bhagavad Gītā wird er hochgepriesen und immer wieder wird darauf hingewiesen, dass der Weise nicht in Hochstimmung versetzt wird, wenn ihm etwas Erfreuliches zustößt, aber auch nicht deprimiert ist, wenn er das Gegenteil erlebt.

Was ist Glück, was ist Unglück? Was ist Vergnügen? Was ist Schmerz? Wer bestimmt das alles? Da sind nervliche Reaktionen – eine bestimmte nervliche Reaktion wird als Vergnügen empfunden, eine andere als Schmerz. Selbst das ist nicht hundertprozentig klar. Wenn ich dich kneife, lächelst du vielleicht; hätte ein Lehrer dasselbe getan und hinzugefügt: *Tu das nicht noch einmal* – wärst du betrübt gewesen. Beides ist zwar ein und dasselbe – kneifen ist kneifen. Aber jeder Körper reagiert auf seine Weise auf Nervenreize wie Schmerz und Vergnügen. Also gibt es das, was man Glück oder Unglück nennt, nirgendwo außer im Wörterbuch oder in deiner Vorstellung.

Ein Wahrheitssucher ist in Glück und Unglück ausgeglichen, aber nicht im Sinn eines Scheinideals – *Ich liebe Gott und muss folglich den Eindruck erwecken, glücklich zu sein, auch wenn ich unglücklich bin* – das wäre Heuchelei. Im Fernsehen sah ich einen 'ehrlichen' Werbe-Spot für eine Bier-Marke. Der Sprecher meinte: *Bitte, versuchen Sie es einmal und dann ein zweites Mal. Das erste Mal wird es Ihnen nicht schmecken, weil es bitter ist. Versuchen Sie es ein zweites Mal, dann werden Sie daran Gefallen finden.* Wenn es schon beim ersten Mal bitter und unangenehm war, wird es auch beim zweiten Mal bitter und unangenehm schmecken. Aber so funktioniert die Überzeugungskraft der Gehirn-Wäsche oder Gehirn-Verschmutzung; du wirst dazu gebracht, das Gefühl zu haben, etwas sei ein Vergnügen, auch wenn du dich dabei übergibst. Wer bestimmt also, was Vergnügen, was Schmerz, was Glück und was Unglück

Vorzugeben, wie sie zu sein, mag leicht sein, nützt dir aber nichts.

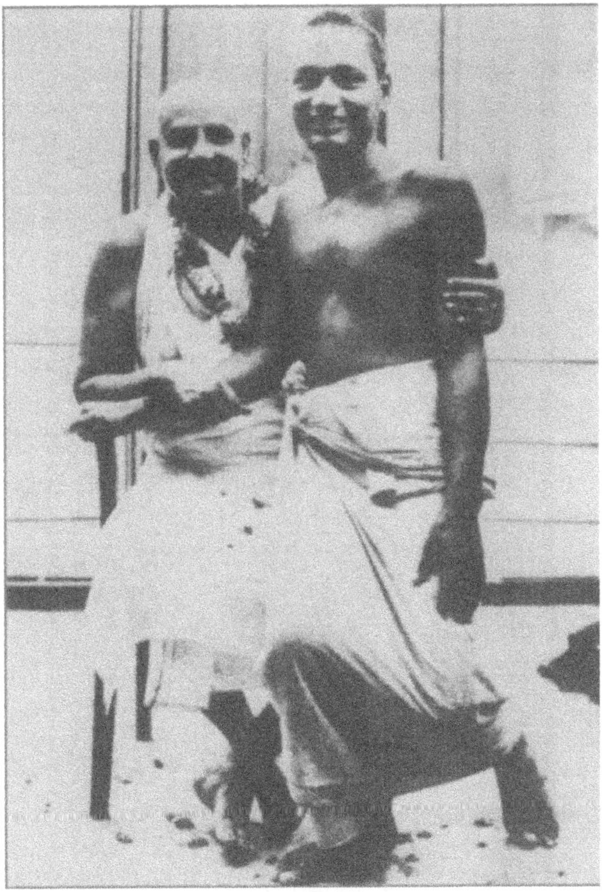

Welche Vision oder innere Schau, welche Ideale leiten diese Menschen auf ihrem Weg? Kannst auch du diese Vision erlangen?

ist? Wenn du das prüfst, wirst du erkennen, dass sich die Argumente im Kreis drehen. Du entscheidest: *Das ist Glück*, und dann wird es auch Glück werden. Du strebst danach, weil du überzeugt bist, dass es dir Glück bringt, und weil du danach strebst, nennst du es Glück!

All das verurteile ich nicht, weil alles einen Sinn hat. Auf die Schöpfungen des menschlichen Geistes trifft dies hingegen nicht zu. Für ihn ist es natürlich, seine Schöpfungen zu lieben; damit löst du aber nicht die grundsätzlichen Probleme, die vom Ich verursacht werden. Wenn der Geist seine eigenen Schöpfungen liebt, wird das Ego gestärkt und macht noch mehr Probleme. Alle diese Auffassungen sind aus dem einfachen Grund unzulänglich, weil sie dem Ich entspringen, vom Ich gefördert werden, vom Ich ausgeübt werden und das Ego stärken. Daher kannst du bei all diesen sogenannten Liebesäußerungen eine Reaktion beobachten. Aber jemand, der den Weg der Wahrheit geht, hat absolut keine Geduld für all das. Beides – Glück und Unglück – werden als bloße Konzepte erkannt.

Wenn die innere Intelligenz diese Vor- und Verstellungen entlarvt, wird das Gemüt nicht mehr erregt.

Über den heiligen Berg stolpern

Du liest Beschreibungen heiliger Männer und Biographien großer Menschen, weil du dir wünschst, wie sie zu werden; ansonsten hätte es keinen Sinn, sie zu lesen. Du liest ihre Biographien und tust, den Bücher folgend, was sie getan haben, und gibst vor, wie sie zu sein. Du übst Yoga-Katzenstellungen und Yoga-Hundestellungen – wirst du aber deshalb eine Katze oder ein Hund? Hoffentlich nicht! Du kannst auch die Bewegungen eines Heiligen imitieren, deshalb bist du noch kein Heiliger; du kannst die Handlungen eines Heiligen nachmachen und vielleicht das Imitat eines Heiligen werden. Heutzutage, wo Diamant-Imitationen größeren Glanz aufweisen als echte Diamanten, kannst du damit sogar große Aufmerksamkeit erwecken.

Ein Guru sagte einmal zu seinem Schüler: Heutzutage wird nicht das Echte geschätzt, sondern nur imitiertes Zeug. Der Schüler widersprach ihm. Sie wanderten von Ort zu Ort und eines Tages kamen sie durch ein Dorf, wo ein kleines Zelt stand. Außerhalb des Zeltes verkündete ein Schriftband: *Kommt und seht euch einen Mann an, der wie ein Schwein grunzt. Eintritt zwanzig Cents.* Ein junger Mann kam durch den hinteren Eingang, betrat die Bühne und grunzte ein paar Minuten wie ein Schwein. Alle klatschten. *Wunderbar, großartig!*

Der Guru ging auf den Zeltbesitzer zu und fragte ihn, ob er das Zelt für ein paar Tage benützen dürfe. Er änderte das Transparent: *Das Grunzen des Schweines – die Wahrheit. Eintritt zwanzig Cents.* Der heilige Mann kam durch die Hintertür, er führte ein Schwein herein. Dann verdrehte er dessen Schwanz und das Schwein grunzte. Er sagte: *Meine Damen und Herren, das ist die Wahrheit* und ging weg. Die Leute begaben sich hinaus und erzählten den Wartenden: *Das ist nichts – nur ein grunzendes Schwein.* Die Kunden blieben aus.

Wenn du also nur wie ein Heiliger sein willst, wirst du Aufmerksamkeit erregen, aber das ist nicht die Wirklichkeit, nicht die Wahrheit.

Wir können das Leben und die Schilderungen großer Menschen nicht studieren, um uns dann mit diesen Beschreibungen zu schminken. Das ist, was die meisten Menschen tun. Sie lesen die Bücher, wenden die Lehren an und glauben dann, sie seien jetzt Heilige – aber das stimmt so nicht. Wachstum geschieht von innen nach außen. Es sind zwei unterschiedliche Dinge, etwas Rouge auf die Wangen aufzutragen oder wirklich zu erröten (wenn du errötest, ist das sehr schön). Was sollen wir tun? Den Weg eines Moses, eines Jesus, eines Buddha zu beschreiten ist nicht leicht. Vorzugeben, wie sie zu sein, mag leicht sein, nützt dir aber nichts. Welche Vision oder innere Schau, welche Ideale führten diese Menschen auf ihrem Weg? Kannst auch du diese Vision erlangen?

Du brauchst kein Prinz zu sein und wie Buddha zu entsagen, noch musst du einen Ort der Anbetung aufsuchen und dort Leute fortjagen und dann verlangen, gekreuzigt zu werden, um wie Christus zu sein. Was für eine innere Schau hatten sie? Welcher Geist trieb sie in ihrem Leben an? Kannst du dir diesen Geist aneignen? Erst dann wirst du ein Christus oder ein Buddha werden.

Unser Selbstbild kann ohne weiteres den Anschein wecken, als sei gar nichts Schlechtes mehr da, doch versteckt sich das Übel völlig hinter dieser Selbstvorstellung – dem Ich. Lass uns also auf das Wort *live* (leben) zurückkommen. Du hast dich vom Übel abgewandt, hängst aber immer noch an dieser Selbstvorstellung – und im Leben ist sie äußerst wichtig. Der entscheidende Teil des Wortes *L-I-V-E* ist das *I* (*Ich*), und solange das Ich da ist, kann es sich jederzeit umdrehen und dem Übel in die Arme laufen. Solange diese Vorstellung *Ich bin ein Heiliger* besteht, kannst du der unheiligste Mensch auf dieser Erde werden, ja du bist es schon. Schau dir also dieses Wort noch einmal genau an und erkenne, dass es keine Hoffnung für *dich* gibt, wenn du dieses Ich nicht los wirst.

Es gibt Dutzende von Geschichten (vornehmlich in indischen Schriften wie dem *Bhāgavataṁ*), die uns erzählen, dass Gottheiten im Reich Gottes infolge dieser Eitelkeit gefallen sind. Diese Geschichten mögen Gleichnisse sein oder auch nicht, sie enthalten jedenfalls eine wunderbare Lektion für uns: Wie heilig du auch sein magst, solange das Ich, die Vorstellung von dir selbst, präsent ist, besteht die Gefahr zu fallen. Du bist immer noch nicht über den Berg.

2.4 Brennpunkt Schmerz

Wenn du dich verletzt fühlst, dann erkenne, dass das die Natur der Welt ist. In der Welt etwas anderes zu erwarten, wäre geradezu dumm. Das hier ist eine Welt, aber eine des Unglücks, des Kummers, der Krankheit, eine Welt des Todes. Wenn du nach unverdünntem Glück in der Welt suchst, bist du im falschen Laden gelandet.

In der Bibel heißt es: *Gott schuf die Welt und sah, dass sie gut war*. Offensichtlich war sie gut und ist sie auch jetzt gut. Aber wie geraten Unglück, Leiden und Schmerz in eine solch gute Welt, wie Gott sie gemacht hat? *Er* müsste doch fähig sein, diese Dinge zu vermeiden. Schmerz und Leiden, ob physisch oder psychisch, kamen einzig zu dem Zweck in unser Leben, um uns zu trainieren und uns zu helfen, nach innen zu schauen. Andernfalls ist das nicht so leicht. Wohin schaue ich denn? Ziehe probeweise dein Hemd aus und versuche das Zentrum deines Rückens zu finden. Das ist sehr schwierig. Doch lasse eine einzige kleine Ameise dort herumkrabbeln und du kannst den Punkt auf deinem Rücken genau lokalisieren, dadurch wirst du auf ihn aufmerksam.

So ist auch das Leiden da, um uns zu lehren, nach innen zu sehen, damit wir nachschauen, wo es schmerzt, was es ist, das den Schmerz verursacht. Was schmerzt und was ist verletzt? Es ist das *Ich*. – Solange es schmerzt, besteht ein inneres Problem. Der Schmerz ist nur dazu da, um unseren Blick nach innen zu lenken und uns zu helfen, das Problem zu finden.

Solange du aber noch das Gefühl hast, das ist *mein Körper* oder das ist *mein Haus* und ganz glücklich damit bist, kann dir das auch Gott nicht wegnehmen. Man muss diesen Punkt erreichen, wo es schmerzt, und dann entdeckt man, dass man das Ego trotz großer Mühen nicht los wird; auch harte Arbeit verlangt nach einer Art

Ergebnis: psychische Kräfte, geistige Erfahrungen, Visionen und so weiter – das Ego nimmt sie alle in Besitz: *Du gehörst mir, das sind meine Erfahrungen, das ist meine Philosophie, meine Lehre!* Auch das sollte Schmerz erzeugen. Doch schon die bloße Tatsache, dass du dich nach innen wendest, lässt das Gemüt beständig und das Herz rein werden.

Dann bist du bereit für das, was Gnade genannt wird, und diese Gnade befreit dich.

Ärger schwemmt eine Menge Gift ins Blut, und um es zu beseitigen und das Blut zu reinigen, atmen wir schwer und schnell. Es gibt zwar keine Technik der Befreiung, aber du möchtest das Denken anhalten. Wenn du dich in einem fahrenden Zug befindest, kannst du nicht einfach abspringen und stopp! sagen. Du musst ein paar Augenblicke im Zug entlanglaufen, bis die Bewegung aufgehoben wird. Ähnlich kann man leben – den Strom des Lebens fließen lassen, ohne Einmischung des Denkens.

3

Hatha-Yoga

3.1 Ein Yoga

Der Yogi erkennt die Wichtigkeit der göttlichen Gnade und weiß, dass solange der menschliche Geist nur im Hinblick auf den Körper und das persönliche Leben funktioniert, die Möglichkeit besteht, dass all diese Schwierigkeiten immer wieder hochkommen. Deshalb hält er den Blick auf die göttliche Gnade gerichtet und betet um sie. So ist er ständig wachsam und diese Wachsamkeit gleicht einem inneren Licht; in ihm gibt es keine Unterschiede, weil es alle neuen Faktoren oder Unstimmigkeiten davon abhält, auch nur aufzukommen. Das ganze Panorama wird als Eines gesehen und dieses Ganze ist Yoga. Sein physischer Teil wird oft Hatha-Yoga genannt, der mentale Teil Raja-Yoga *(rāja yoga),* das verbindende Element Karma-Yoga und die Beziehung zu Gott oder dem kosmischen Sein Bhakti- und Jnana-Yoga *(jnāna yoga),* aber letztlich ist alles Yoga. Trennst du eines vom anderen, dann zerstörst du den Geist des Yoga.

Spezialisierung bedeutet teilweise Entwicklung und deshalb ist es kein Yoga. Was müssen wir als erstes tun, um ein spirituelles Leben zu führen? Von dem Tag an, an dem du dich dazu entschieden hast, musst du alles auf einmal tun, an allen Fronten, auch wenn du es nicht richtig kannst; ohne zu verzweifeln und entmutigt zu sein und ohne dich mit jemandem zu vergleichen. Du kannst dir allerdings Meisterschaft als Vollkommenheit in Schritten vorstellen. Du beginnst – heute – ein wenig Yogastellungen zu praktizieren, ein paar kleine Dienste zu leisten, ein paar Schriften zu studieren, auch wenn du nicht viel davon verstehst. Wiederhole ein Gebet und meditiere ganz unvollkommen. Tue heute, was du weißt, was du in diesem Moment weißt, was du kannst und einfach das, was *ganz* ist. Forsche, meditiere, praktiziere ein paar Gebete und Yogastellungen. Wenn sich eine Gelegenheit ergibt, diene ein wenig. Du führst ein anständiges, diszipliniertes Leben. Während du das tust, kommt hier ein kleiner Defekt, dort ein kleiner Fehler zum Vorschein. Dann versuchst du, über diese Dinge hinauszugehen. Wenn du diese Stufe genommen hast, kommt die nächste. So entwickelt man sich weiter, das ganze Leben lang. Das ist Yoga.

Man kann nicht sagen, es gäbe einen physischen Anteil der Gesundheit, weil dieser körperliche Anteil der Gesundheit nicht von allem übrigen abgetrennt werden kann. Wenn ich den physischen Aspekt davon ablöse, könnte es sein, dass ich alle möglichen wundersamen Dinge mit meinem Körper anstelle, während mein Geist herunterkommt. Und früher oder später wird dieser verrottete Geist meinen Körper anstecken. Deshalb sieht der Yogi, nachdem er seinem Körper Aufmerksamkeit schenkte, die enge Verbindung zwischen menschlichem Geist und Lebenskraft, und dass der Geist des Yoga auch auf der psychischen, auf der mentalen und ebenso auf der geistigen Ebene wirkt.

Hatha-Yoga ohne körperliche, geistige und moralische Disziplin ist reine Körperkultur, was an sich gut ist, aber nur einen kleinen Teilbereich von Yoga abdeckt. Raja-Yoga,Yoga der Meditation oder gar Mystik sind dadurch nicht möglich. Für den ernsthaften Yogaschüler ist es deshalb von Anfang an wichtig, Japa (Mantrawiederholung), Kirtan (gemeinsames Singen), Meditation, Studium der Schriften, Asanas (Körperhaltungen, *āsana*) und Pranayama (Atemregulierung, *prānāyāma*), zu praktizieren und sich gleichzeitig in Selbstdisziplin und Selbstläuterung zu üben.

Alle diese Elemente gehören zu Yoga und helfen dem Yogi, alle Aspekte seiner Persönlichkeit gleichzeitig zu entwickeln. Auf dem Weg der spirituellen Entwicklung klappt nichts wirklich, wenn man z.B. nur Asanas und Pranayama übt und die geistigen Übungen wie Gebet, Meditation und Japa vernachlässigt. Alle Aspekte von Yoga dienen der Selbstläuterung.

3.2 Bin ich der Körper?

Jemand fragte Swami Sivananda: *Ich bin offensichtlich weder der Körper noch der menschliche Geist, wozu also diese Betonung auf* Hatha-Yoga*? Das begreife ich nicht.* Swami antwortete: *Es gibt ein Gefühl, das sagt: Ich bin der Körper oder der Körper gehört mir.* Warum sollte man diese Idee aufgeben? Das sollte man, denn wenn dem Körper etwas passiert, denkst du *ich leide* oder *ich freue mich.* Das ist ein sehr tiefsitzendes Durcheinander. Diese Ruhelosigkeit ist teils körperlicher, teils geistiger Natur. Das Problem muss von verschiedenen Blickwinkeln angegangen werden. Du kannst nicht einfach sagen: *Dieser Körper gehört mir nicht.* Wenn er eine Ohrfeige bekommt, sagst du: *Au!* Um diese Verwirrtheit in den Griff zu bekommen, braucht man Hatha-Yoga. Weder festzustellen *ich bin der Körper*, noch *ich bin es nicht*, ist eine erfahrbare Wirklichkeit oder Wahrheit. Wie findet man die Antwort? Das Hatha-Yoga System als Ganzes beruht darauf. Es ist nicht einfach nur das, was man *Yoga-Asanas* nennt.

Ziel und Absicht im Hatha-Yoga ist also nicht, Bodybuilding zu betreiben. Der ganze Zugang liegt in der Beantwortung dieser Frage: *Gehört der Körper mir oder nicht?* Andererseits besteht die Absicht darin (wenn du Iyengars System folgen willst), dass der Körper viele Teile besitzt, deren Existenz dir völlig unbewusst ist. Durch Drehen und Wenden machst du den Körper also nicht nur ein wenig geschmeidiger, aktiver, dynamischer und beweglicher (das ist zweitrangig), sondern plötzlich erkennst du, dass du viele Muskeln und Sehnen hast, die dir normalerweise völlig unbewusst bleiben. Mache sie dir also bewusst und werde dir klar darüber, dass du über diese Dinge keinerlei Kontrolle besitzt. Dann lernst du, den Körper durch seine eigene Intelligenz funktionieren zu lassen.

3.3 Die Intelligenz im Körper wahrnehmen

Die Absicht von Hatha-Yoga ist also nicht, dir einen wunderschönen Körper zu bauen, sondern dir zu helfen, mehr Körperbewusstsein zu entwickeln, um dann den Körper in seine eigene Intelligenz, die er zweifellos besitzt, zu entlassen.

Einige Studenten und Lehrer des Hatha-Yoga bestehen darauf, dass der Körper gezwungen werden muss, sich dem Willen des Übenden zu unterwerfen, während andere glauben, dass die Yoga-Asanas ohne die leiseste Anstrengung praktiziert werden sollten. Swami Sivananda ging es um den feinen Mittelweg, der diese Ansichten vereinbart. Weder zwingt der weise Praktiker den Körper, noch lässt er ihn allein: Er erzieht ihn und entdeckt auf sanfte Weise die verborgenen Möglichkeiten der Intelligenz in ihm. Es gibt keinen Schmerz in diesem Prozess und deshalb keinen Widerstand. Die Willenskraft wird nicht angewandt. Aber es besteht ein inneres Gewahrsein, das die Widerstände entdeckt und beseitigt.

Haṭha-Yoga geschieht auf zwei Ebenen gleichzeitig – der des grobstofflichen und der des feinstofflichen Körpers. Der physische Körper ist materiell, der feinstoffliche ist eine Verbindung von Energie und Intelligenz, die im physischen Körper wohnen und ihn beleben. Die Entdeckung der Intelligenz auf der Ebene des physischen Körpers geschieht, wenn die Giftstoffe, die die Körperzellen überlagern, beseitigt werden. Die Entdeckung auf der feinstofflichen Ebene offenbart die geheimnisvolle, mächtige Intelligenz, die die Lebenskraft nutzt, um den Körper zu beleben und die zahllosen Funktionen auf physischer Ebene auszuführen.

Die Entdeckung dieser Intelligenz und die unmittelbare Wahrnehmung ihrer unglaublichen Macht und Wirksamkeit ist der Sieg über Alter und Tod, Sorgen und Angst. Diese Intelligenz weiß, was zu tun ist, und wie.
Es gibt keinen Schmerz in diesem Prozess und deshalb keinen Widerstand. Die Willenskraft wird nicht angewandt.

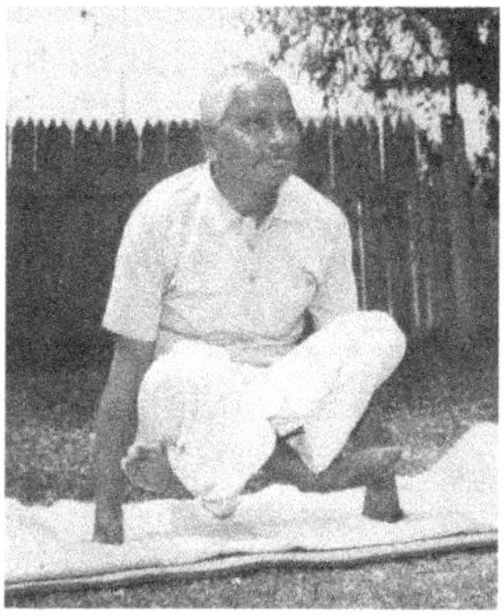

Aber es besteht ein inneres Gewahrsein, das die Widerstände entdeckt und beseitigt.

3.4 Yoga der Läuterung

In der Bhagavad Gītā und in den Yoga-Sūtras wird eindringlich dargelegt, dass Yoga in all seinen Aspekten der Selbstläuterung dient. Wenn wir von *Läuterung* oder *Reinigung* sprechen, dann bedeutet das, dass wir alles aus uns entfernen sollen, was nicht zu uns gehört. Und sogar der Wunsch nach dem, was ich sein möchte, ist schon Unreinheit! Wenn wir aber über den Satz nachdenken, dass wir nur das behalten sollen, was nützlich ist, erkennen wir plötzlich, dass *ich* nicht weiß, wozu es da ist und deshalb kein Wunsch besteht, dies oder jenes daraus zu machen. Damit ist schon das erste unheilvolle Element beseitigt, denn ich möchte nicht dies oder das sein, sondern nur *das, wozu ich da bin.*

Wenn dein Körper nicht von ungesundem Essen und falschen Lebensgewohnheiten belastet ist, das heißt, wenn er sensibel ist und du dich sorgfältig beobachten kannst, wirst du schnell herausfinden, dass die Probleme in deinem Leben nicht durch das Leben als solches, die Umgebung, Tiere oder Menschen, sondern allein durch deine Vorurteile (*ich mag dies, aber das nicht*) entstehen. Vorurteile kommen aus dem Verstand und der physische Körper handelt nur als gelehriges Werkzeug des Verstands. Durch permanente Beobachtung deines Verstands wirst du entdecken, dass nicht äußere Faktoren die Aufmerksamkeit stören, sondern nur deine Reaktionen auf sie. Du wirst schließlich auch erkennen, dass Vorurteile der wahre Ursprung von Angst, Zorn, Hass,

Eifersucht, Verblendung und anderen psychischen Giften sind.

Wenn keine Angst mehr davor besteht, dies oder das zu sein, kommt ein Stück Schmutz nach dem anderen hoch, und es gibt ein Signal, das uns sagt: *Da muss etwas gereinigt werden.* Diesem Zeichen folgend, wird es dann möglich, eine Reinigung jenes Aspekts meines Wesens zu bewirken. Um das zu können, muss man allerdings lernen, mit seinem Körper zu kommunizieren.

Wie kommt es, dass ich das eine denke und sage, aber anders handle? Gerade darin liegt das Problem der modernen Zivilisation. Ich muss einsehen, dass diese Art Leben den menschlichen Geist verstört und eine Spaltung bewirkt, dass diese Art der Heuchelei für den menschlichen Geist das ist, was man bezogen auf den Körper *Gift* nennt. Gift zu sich zu nehmen, stört die physische Gesundheit, und diese Heuchelei einzunehmen, stört das seelische Gleichgewicht.

Wenn die psychischen Verschmutzungen beseitigt sind, herrscht Reinheit, Geist und Herz sind klar und es besteht Transparenz. Was man bewussten Verstand nennt, wird zusammen mit dem unter- und unbewussten oder überbewussten Verstand geläutert und klar; und was noch wichtiger ist – es gibt keine Unterteilungen mehr.

Man muss sich darin trainieren, um die Segnungen der Yogahaltungen zu würdigen und zu bewundern und dankbar dafür zu sein. Wenn ich eine kleine Verbesserung spüre, schmecke ich sie, wird sie mir bewusst, verliebe ich mich in sie und danke Gott dafür. Wenn ich das tue, werde ich sie nicht leichtsinnig wieder verspielen – ich weiß, sie ist der Weg meiner Läuterung. Dann werde ich wirklich alles vermeiden, was die Probleme erneut schafft, und werde sogar weitergehen, um zu schauen, ob die Reinigung noch fortschreitet.

Dazu muss man sich zunächst all der psychischen Verunreinigungen bewusst werden; man muss einsehen, wie viel Unklarheit da noch herrscht, wie viel Zweifel und Verwirrung. Will man diese Klarheit und meint es ernst damit, führt sie zur Transparenz des Gemüts und Denkens. In einem derart transparenten Geist hören alle künstlichen und unwirklichen Unterscheidungen auf und man bemerkt jede neu aufkommende Unreinheit, jeden Gedanken, jedes Gefühl von Eifersucht oder Wut sofort. Schon das Gewahrwerden *hoppla, da will neuer Schmutz herein,* ist stark genug, um ihn fernzuhalten.

So wird auf dieser ganzen Ebene Harmonie herrschen und Körper und Geist wirken wunderbar zusammen – in Gesundheit.

3.5 Kein Streit

Selbst-Erkenntnis, Gewahrsein bedeuten Harmonie. Wie komme ich nun dazu? Du kannst von jetzt an dein ganzes Leben lang der Praxis der Yogastellungen und Atemübungen folgen und du wirst eine sehr gute Gesundheit besitzen, aber nicht mehr. Der Geist ist immer noch stumpf und jedes kleinste Problem wirft dich völlig aus der Bahn. Deshalb ist Bewusstheit vorrangig – wenn da Bewusstsein ist, bedeutet das Harmonie. Woran liegt das? Jede Störung spielt sich im körperlichen, mentalen, intellektuellen oder emotionalen Bereich ab. Als göttliches Gewahrsein ist das Bewusstsein sich seiner selbst bewusst und deshalb merkt man, wann und wo etwas nicht in Ordnung ist, wo eine Unstimmigkeit stört und dass sie jedenfalls nicht in diesem Gottbewusstsein stattfindet. In genau diesem Moment wird die Disharmonie irgendwie aufgelöst.

In der Meditation, in der Innenschau lerne ich, mein wahres Selbst zu erkennen, und sehe, dass dort keine Disharmonie besteht. Disharmonie, die außen wahrgenommen wird, ist nur eine Trübung der Intelligenz; das ist eine große Weisheit. Wenn du Disharmonie im Außen akzeptierst, wird Selbstlosigkeit fast unmöglich, denn dann ergreift man einseitig Partei und bezieht Stellung. Das verschlimmert jede Situation nur.

Hier muss ich feststellen, dass meine innere Harmonie sehr wackelig ist, solange ich keine guten Beziehungen zu anderen habe. Da helfen mir nur die Einsicht und Wahrheit weiter, dass wir schon eins sind. Es ist nicht so, dass wir vollständig verschiedene Wesen wären, die erst zusammengebracht werden müssten. Alle Körper sind aus dem gleichen Stoff gemacht und alle atmen die gleiche Luft.

Und wenn wir einen Sinn für die Einheit im Physischen entwickeln, können wir den Einheitsgedanken auch auf unseren psychischen oder mentalen Aspekt übertragen. Deine und meine Gedanken und auch alle anderen guten oder schlechten Gedanken bestehen aus der gleichen Substanz und das macht uns eins mit Gott. Alle jene dummen Ideen der Über- und Unterlegenheit, von Hass, Anhaftung, Eifersucht und Angst beruhen auf dem einen Gedanken: Du bist anders als ich. Wenn dieser Gedanke aus der Welt verschwindet, dann verschwindet auch all das Übel, gegen das wir ankämpfen. Wenn wir in unserer Unwissenheit versucht sind, über andere zu urteilen, denken wir oft, in der äußeren Situation bestehe eine Art Konflikt . Wenn wir uns aber im Klaren sind, was wirklich geschieht, beseitigt dieses Gewahrsein die Unwissenheit und wir sehen alles in einem anderen Licht. Die Intelligenz, die Disharmonie außen sieht, ist stumpf und so erscheint in diesem Geist Disharmonie. Wenn die Trübung beseitigt und die Intelligenz hellwach ist, beobachtet die Intelligenz auf der Stufe erhöhten Gewahrseins, wo es keine Disharmonie gibt, und die Trübung verschwindet im selben Augenblick aus dem Geist.

Was als Konflikt erscheint, lässt sich in Wirklichkeit als komplementär erkennen. Das wird schon an einer Armbewegung deutlich: Wenn sich eine Muskelgruppe zusammenzieht, dehnt sich eine andere aus. Wenn du einatmest, beauftragt eine Nervengruppe die Lungen, sich zu weiten, und gleichzeitig sagt eine andere: *nun werde ich mich zurückziehen*. Es gibt keinen Streit. Wenn man also beide Funktionen richtig ausführt, besteht schon Harmonie.

3.6 Yogastellungen

Warum soll man überhaupt Yogahaltungen üben? Was sind diese Asanas und warum heißen sie *Yogastellungen oder -haltungen?* Wir suchen weder ewige Jugend noch körperliche Unsterblichkeit.

Das System der Yogastellungen ist ein sehr fein ausgearbeitetes, schönes System und man muss erst in seine Schönheit eintreten. Es trainiert den Körper nicht so, wie Gymnastik das tut. *Asana* bedeutet Stellung, Haltung und wird in den Yoga-Sūtras als *angenehm, beständig* gekennzeichnet. Wenn du instabil bist, auf- und abspringst oder Unbehagen, Anstrengung oder Schmerz empfindest, wird die Aufmerksamkeit zerstreut sein; wenn indessen keinerlei Missempfinden herrscht, kannst du beobachten, was innen vor sich geht, und dieses Beobachten bietet dir die Möglichkeit, deine Aufmerksamkeit inneren Vorgängen im Körper zuzuwenden.

Vielleicht zum ersten Mal bemerkst du dann, dass immer wenn du eine neue Stellung einnimmst, sich ein ganzes System des Bewusstseins neu gestaltet und darauf einstellt. Auch wenn es anfangs ein wenig unbequem sein mag, schmilzt diese Unbequemlichkeit dahin, wenn man länger in der Haltung bleibt. So wird jede Yoga-Stellung zu einer Neuentdeckung.

Wenn du die Wirkung der Yogahaltungen auf den Körper beobachtest, bemerkst du, dass die Intelligenz in jeder Stellung wirkt und dass sie sich oft zweckmäßigerweise in einer zweifachen Handlung als Ausdehnung und als Anspannung äußert.

Wenn jemand die Yogahaltungen übt, um sein Selbstgewahrsein zu erhöhen, dann sollte die Praxis durch große Sanftheit, Hingabe und Dankbarkeit dem Göttlichen gegenüber, durch Erkunden der eigenen Möglichkeiten und die Erziehung des Körpers gekennzeichnet sein. Dadurch gelangt man zu einer größtmöglichen Entfaltung ohne Schmerz oder Verspannung und lernt, jede Haltung mit Neugier und Ehrgeiz als eine frische Herausforderung zu behandeln. Man führt jede Übung des Körpers und des Atems achtsam aus.

Auf diese Weise befähigen dich die Stellungen, ein besonderes, nicht-besitzergreifendes Bewusstsein des Körpers zu pflegen, und du erlernst die Kunst, den Blick nach innen zu wenden.

Selbst die einfachste Bewegung des Körpers, wie die, im Stand ein Bein anzuheben, ist nicht nur das Werk der Muskeln. Wenn diese einfache Bewegung mit der größtmöglichen inneren Aufmerksamkeit ausgeführt wird, bemerkst du sofort das wundervolle Wirken der Intelligenz, die in jeder Zelle deines Körpers steckt und arbeitet, um das Gleichgewicht zu sichern. Du kannst dieses Wirken nicht nachahmen, wenn du mit beiden Füßen auf dem Boden stehst. Aber es ist klar, dass diese Intelligenz jenseits des Ich, des Ego-Sinns liegt und nur auf echten Bedarf reagiert, nicht auf imaginäre Situationen.

Die Yogahaltungen können so in den Dienst der Selbstwahrnehmung und des höchsten Gottbewusstseins gestellt werden. Wenn du diese Stellungen ausführst, dann pflege die körperliche Selbstwahrnehmung.

Und während du dir dabei der körperlichen Kräfte und Möglichkeiten bewusst bist, **bringe diese wunderbare Energie, die Geschmeidigkeit und Bewegung, die jede**

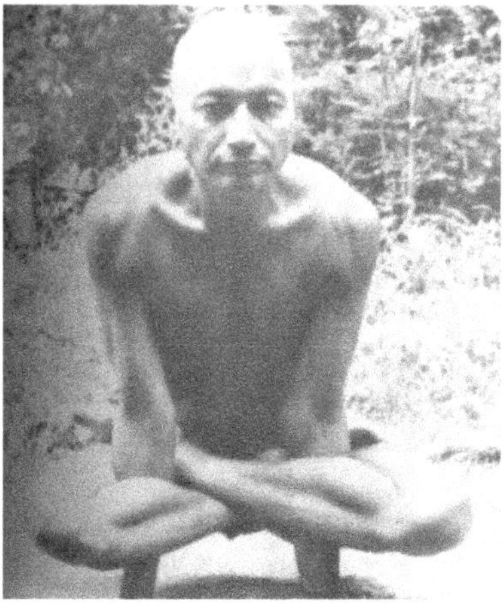

Haltung in sich birgt, wie eine Blume der Dankbarkeit zu Füßen des Innewohnenden dar.

3.7 Chakras

Genauso wie sich Haṭha-Yoga auf die Drüsen auswirkt, stärkt er durch die Beeinflussung des Gehirns und der Wirbelsäule auch die Nerven. Den Drüsen, dem Gehirn und dem Rückgrat gilt deshalb unser Hauptaugenmerk, obwohl wir auch verschiedenen wichtigen inneren Organen Beachtung schenken, besonders denen der Verdauung.

Aber ein ernsthafter Yogi wird darauf bestehen, dass es ihm nicht um Drüsen, Nerven und das Verdauungssystem geht und ihre Stärkung ihm nicht wichtig ist. Sein Augenmerk wird auf die Nadis *(nāḍī*, Nervenbahnen feinstofflicher Energien) und Chakras (deren Zentren), die der Laie mit den Nerven und Drüsen in Verbindung bringt, und das Sonnengeflecht oder das Verdauungsfeuer gerichtet sein.

Haṭha-Yoga-Texte beschreiben verschiedene grundlegende Formen intensiver Konzentration *(dhāraṇās)* auf die Chakras, die Zentren der Einstimmung auf die verschiedenen Elemente sind. Sie sagen, wenn man solche Konzentration betreibt, erlange man Herrschaft über diese Elemente (und damit auch solche Fähigkeiten wie fliegen, auf dem Wasser wandeln und durchs Feuer gehen). Das mag ja stimmen, aber es kann auch sein, dass diese Elemente ihre eigenen psychischen Faktoren besitzen. Das Erd-Element beispielsweise repräsentiert Dichte und Grobstofflichkeit wie auch Festigkeit und Zuverlässigkeit; das Wasser-Element Mangel an Selbstvertrauen und moralischem Mut, aber auch Barmherzigkeit und Selbstlosigkeit, Anpassungsfähigkeit und Demut. Das Feuer-Element bedeutet sowohl intensiven Eifer wie auch zerstörerisches gewalttätiges Vorgehen. Luft ist sowohl das Unbeständige wie auch die Schnelligkeit der Wahrnehmung. Der Raum besitzt eine ungestaltete Persönlichkeit und auch die grenzenlose Weite der Vision. Intensive Konzentration auf diese Eigenschaften befähigt uns, sie zu beseitigen oder zu kultivieren. So bietet uns die Praxis des Hatha-Yoga beste Hilfe zur Selbstläuterung.

Das Ziel des Hatha-Yoga ist, uns zu befähigen, in das kosmische Bewusstsein zurückzukehren. Man nennt das Laya *(laya)* – Auflösung. Der Yogi versenkt sich mit hoher Intensität in jedes Chakra. Jedes Chakra ist ein Mandala, das vertiefte Betrachtung erfordert und die Anbetung des jeweiligen Aspekts des Göttlichen beinhaltet, das über jedes dieser Mandalas herrscht. Die Wurzeln jedes Chakras, das die Ausstrahlung der entsprechenden Energie repräsentiert, werden ins Kernzentrum des Bija *(bīja,* Same, Wurzelkraft) zurückgezogen. Diese Energie wird sodann eingeladen, in das nächsthöhere Chakra zu steigen. Bei jedem Chakra versenkt sich der Sucher tiefer. Symbolisch wird er eins mit diesem Element. Wenn er sich in das Raum-Chakra vertieft, wird er sozusagen eins mit dem Raum. Im Ajna-Chakra *(ājnā cakra)*, dem Zentrum zwischen den Augenbrauen, dem *dritten Auge*, erfährt er sich als das innere Licht (wie ein Blitz).

Bei jedem Chakra erkennt er, dass die Energie, das Prana *(prāṇa)* und die Intelligenz, die in dem Chakra (und damit im Körper) wohnt, jenseits des persönlichen Ich oder Ego-Sinns liegt. Beim dritten Auge kommt er dem *Anfang* der Spirale, dem Bindu *(bindu)*, am nächsten. Von da an ist es der Gnade Gottes oder des Gurus überlassen, die ihn zum Bindu selbst erhebt, weil die einst erworbene Individualität jenseits des dritten Auges nicht existiert.

3.8 *Das Fließen der Lebenskraft*

Selbst der körperliche Aspekt des Hatha-Yoga ist so angelegt, dass er die lebenswichtigen inneren Organe stärker beeinflusst als die oberflächliche Muskulatur. Hatha-Yoga wird allzu oft mit der Übung von Yogahaltungen verwechselt, die nur ein kleiner Teil davon sind. Schon das Wort *Hatha* nimmt auf zwei Hauptnadis Bezug – die Ida *(idā)* und die Pingala *(pingalā)* – die mondhafte und die sonnenhafte Kraft, die im Körper wirken. Nadis sind nicht Nerven, sondern Energiebewegungen, und diese Energie ist eben das Prana *(prāna)*.

Das intelligente System der Yoga-Asanas ist so aufgebaut, dass es in erster Linie Gehirn, Nervensystem und endokrine Drüsen trainiert, wodurch das Prana neu geordnet wird. Prana ist kosmische Energie, die dem Bewusstsein innewohnt. Hatha-Yoga regelt den Fluss des Prana zurück zu seiner Quelle, dem kosmischen Bewusstsein, das heißt, Prana verbindet auch den Körper mit dem Geist.

Die Gesundheit des Körpers hängt also größtenteils von der Gesundheit des Nervensystems und des endokrinen Systems der Hormondrüsen ab. Das geschieht, indem die Lebenskraft oder das Prana durch diese Organe fließt, ohne blockiert oder beschleunigt zu werden. Erst wenn der pranische Druck gleichmäßig und harmonisch ist, funktionieren Körper und Geist richtig. Du erkennst das Wirken des Prana in zahllosen Fähigkeiten und Funktionen, die du im täglichen Leben einsetzt.

Prana fließt durch Nadis, die wie Lichtwellen oder Klangwellen sind. Wenn das Prana frei fließt, bist du voller Leben, liebevoll, glücklich, friedlich, optimistisch und begeistert. Das Yoga-System der Körperkultur bewässert die Wurzeln innerer Gesundheit, wodurch die Widerstandskräfte und das Durchhaltevermögen des Yogi viel größer als die anderer Menschen sind. Sein Ziel ist es, diese Nadis zu reinigen. In ihrem reinen Zustand sind sie kraftvoll, mächtig, wirkungsvoll und strahlend.

Prana ist im kosmischen Zusammenhang zu sehen. Energie lässt sich nicht unterteilen, zerstückeln. Prana ist die Energie, die dem Bewusstsein innewohnt, ist Chit-Shakti *(cit-śakṭi)*. Bewegung ist der Energie natürlich. Der Begriff des Raumes entsteht durch die Vorstellung von Energie.

Bewegung bewegt sich von einem bestimmten Punkt zu einem anderen und verlangt gewissermaßen nach Raum. Es gibt dann zwei Möglichkeiten: Die Bewegung kann einen reinen Kreis bilden, bloße Schwingung, oder die Bewegung kann den ursprünglichen Ausgangspunkt (das Zentrum) verfehlen und in einer Spirale kreisen. Im letzteren Fall führt die Bewegung vom Zentrum weg. Wenn man sich eine gewöhnliche Bilddarstellung der Chakras im Körper vor Augen hält und eine Spirale mit dem Kronen-Chakra als Ausgangspunkt beschreibt, mit dem unvollendeten Kreis, der sich als konzentrischer Kreis ausdehnt, bemerkt man sofort, dass jedes dieser Spiralsegmente durch den Körper geht (an Punkten, die den Chakras entsprechen) und auch weiter vom Zentrum entfernte Sphären außerhalb des Körpers erfasst.

Auf diese Weise sind die Chakras mikrokosmische Vertreter der makrokosmischen Elemente.

Die spiralförmige Bewegung weg vom Zentrum setzt sich aber nicht ewig fort. Vom Zentrum geht ständig ein Zug aus, der Bewusstsein ist. Hatha-Yoga hemmt diese Spiralbewegung, damit Prana zu seiner Quelle zurückfließen kann – die kosmisches Bewusstsein ist – in einem einzigen Strom. Bewegung in einem einzigen Strom ist Nicht-Bewegung, weil sie der Energie natürlich ist: Sie ist das, was als Bewegung im Kreis angedeutet wird. Diese Bewegung ist sofort vollständig und stets vollkommen.

Die Yogis sagen, dass Körper und Psyche richtig funktionieren, wenn der Fluss des Prana sauber und rein ist. Und wenn das geschieht, stellt sich ein großes Gefühl des Wohlbefindens ein – dein natürlicher Zustand.

3.9 Integraler Yoga

Asanas und Pranayama werden immer häufiger als bloße Körperübungen behandelt; die anderen Yoga-Praktiken finden sich in den religiösen Traditionen aller Welt. Aber was ist eine *spirituelle Praxis*? Eine Übung wird dann geistig, wenn sie voll vom Geist des Yoga ist, voll vom Geist Gottes. Swami Sivananda wies darauf hin, dass wenn dieser Geist gegenwärtig sei, alle Aktivitäten des Lebens spirituell werden – ausgenommen alles, was an der Oberfläche großartig aussieht, aber wertlose Show ist. Es klappt nicht, wenn man die traditionellen spirituellen Praktiken (wie Gebet und Meditation) in der Annahme auf die Seite schiebt, dass sowieso das ganze Leben spirituell sei. Wenn es das ist, wird es ihn danach verlangen, regelmäßige Zeiten seiner Erneuerung durch Mantra-Wiederholung, Meditation und Anbetung einzuschalten. Und auch sie werden voll vom Geist Gottes sein.

Wir bestehen aus dem Wissen, das wir erworben haben, durch die Dinge, die wir im Lauf des Lebens getan haben. Wenn du ein spirituelles Leben anfangen willst, musst du von da beginnen, wo du bist. Weil wir nicht alle auf derselben Ebene stehen, muss die Antwort für jedes Individuum verschieden sein. Yoga kann nicht Stück für Stück praktiziert werden. Wenn der Geist des spirituellen Lebens, der Geist des Yoga einen Teil deines Seins und Wesens nicht berührt, wirst du in diesem Bereich einige Fehler machen. Spezialisierung im Yoga bedeutet teilweise Entwicklung und ist kein Yoga. Was immer du tust, das musst du ganz machen – Körper, Geist, Herz, Leben – alles muss vom ersten Tag an damit verbunden sein. Gleichzeitig muss der Geist strahlend, rein, klar gehalten werden.

Yoga bedeutet Vereinigung mit dem Unendlichen, Gott- oder Selbstverwirklichung. Yoga ist viel mehr als ein System von Stellungen und der Regulierung des Atems und der Lebenskraft (Pranayama), obwohl sie eine große Hilfe sind. Insbesondere festigt und läutert Pranayama den Geist und bahnt damit den Weg für die tiefe Meditation. Sie wiederum ist nicht *eine Übung in der*

Isolation. Die meditative Einstellung muss jede Handlung begleiten, mental, verbal oder physisch. Sie muss auf die Dauer beständig, anstrengungslos und natürlich werden. Allmählich wird unser ganzes Leben in Meditation verwandelt. Alle unsere Handlungen werden dann *in Anbetung des allgegenwärtigen Wesens geopferte Blumen* werden. Das ist wahrer Karma-Yoga. Er benötigt aber die Unterstützung von Bhakti-Yoga.

Yoga bedeutet Integration, Vollständigkeit. Aber diese Ganzheit kann auch als Vollkommenheit in Stufen betrachtet werden. So kannst du in kleinem Rahmen Yogastellungen üben – heute noch! Du leistest vielleicht einige kleine Dienste, studierst ein paar Schriften, ohne viel zu verstehen, wiederholst ein Mantra irgendwie oder meditierst dilettantisch. Aber du stehst an allen Fronten, ohne zu verzweifeln, ohne dich mit anderen zu vergleichen und entmutigt zu werden. Du führst ein mutiges diszipliniertes Leben. Dabei kommt ein kleiner Fehler hier, ein kleiner Fehler dort zum Vorschein. Du versuchst dich über diese Dinge zu erheben und sie zu überwinden. Wenn du diese Stufe genommen hast, kommt die nächste ins Blickfeld! So fährt man fort, sich unendlich zu entwickeln, das ganze Leben hindurch. *Das* ist Yoga.

3.10 Ganz und heil

Wir sollen Gott in allen sehen, dem Herrn in allen dienen. Wie aber können wir Gott in allen sehen und *wer* sieht Gott in allen? Solange wir nur mit den physischen Augen sehen, werden wir nur physische Körper sehen. Durch unseren Verstand sehen wir den Verstand oder die Gedanken anderer. Gefühle antworten auf andere mit Sympathie. Aber nichts von all dem kann Gott sehen. Nur Gott kann Gott sehen. Fleisch sieht Fleisch, Gemüt sieht Gemüt, Herz sieht Herz und Gott sieht Gott.

Alle Yoga-Praktiken sind dafür da, den Körper, den Geist und das Herz zu läutern, damit die durchsichtig gewordenen inneren Instrumente die innewohnende Gegenwart Gottes offenbaren können. Yoga erfindet nichts Neues. Meditation ist die intensivste Form der Selbstreinigung. Wenn unser ganzes Wesen rein ist, erkennen wir die große Wahrheit: *Seid füreinander Gott!* Das ist weniger ein Befehl als eine einfache Feststellung der Wahrheit; wenn dein eigenes Herz rein ist, sieht der Gott in dir Gott in allen.

Die Gheranda Samhita *(gheraṇḍā saṁhitā)* listet sieben Ziele des Hatha-Yoga auf, deren höchstes die Stufe der Befreiung von Bindung durch die direkte Erfahrung des kosmischen Bewusstseins oder Samadhi *(samādhi)* ist. Hatha-Yoga befähigt dich, eine Gesundheit zu entdecken, die ganz und heilig ist. Es ist ein Zustand des inneren Wesens, in dem es keine Unterschiede gibt, sondern nur vollkommenes Gleichgewicht und Harmonie. Diese Ganzheit oder Harmonie besteht nicht nur in uns selbst, sondern betrifft die Beziehung zu allem, zur Gesamtheit des Seins. Gesundheit (wie auch Frieden, Glück, Liebe, Gott) kann man unmöglich beschreiben. Gesundheit kann nicht beschrieben werden, bevor sie nicht entdeckt und erfahren wurde. Liebe, Glück und Gott müssen entdeckt werden. Hatha-Yoga ist eine Methode und eine Technik, um sie zu entdecken.

3.11 Das einfache Leben eines Yogi

Yoga führt uns Schritt für Schritt in die Einheit und Harmonie zurück, und das ist Kaivalya *(kaivalya),* Freiheit, Befreiung, die schon immer da ist und deshalb niemals als ein erstrebenswertes Ziel oder als bloße Idee betrachtet werden sollte. Dies ist das Geheimnis oder der Geist von Yoga.

Aber Vorsicht, jede Art Motivation in der Yogapraxis macht den Zweck der Übung auch zunichte, denn Yoga ist gerade das Mittel gegen die Krankheiten unserer Zeit, die durch Zielstrebigkeit und zielorientiertes Leben entstehen. Viele Menschen sind körperlich und psychisch krank, weil sie, anstatt zu leben, immer etwas erreichen wollen. Diese Jagd, egal nach was, führt unweigerlich zu Schmerz und Leiden. Erst durch die Erkenntnis, dass es allein diese Suche ist, die zum Schmerz führt, sind wir fähig loszulassen. Entgegen der landläufigen Meinung bedeutet Leben nicht Kampf. Die einfachste Form zu leben, ist fröhlich und glücklich zu sein, denn das Leben ist intelligent, klug und umsichtig genug, um Schmerz und Leiden zu vermeiden. Yoga in allen seinen Aspekten ermöglicht uns, ein solches Leben zu führen. Von Anfang an entdeckt der Yoga-Student, dass die Intelligenz im Körper immer fähiger wird, jeder Situation im Leben von Moment zu Moment zu begegnen. Das ist der Zweck der Asanas. Im Pranayama erkennt er die große Macht und Wachsamkeit der Lebenskraft wieder, die jenseits des Ego-Sinns liegt und die allein uns befähigt zu leben. In der Meditation deckt er die Unwissenheit über sein eigenes Selbst auf und entdeckt, dass es nichts anderes als Selbstwissen gibt – Erkenntnis als das Selbst oder das Selbst als reines Erkennen. Das ist Befreiung *(kaivalya)* – immer und ewig anwesend – sie kann deshalb nicht als Ziel angestrebt werden.

Hier wird nicht einmal Schmerz abgelehnt, sondern realisiert, dass erst die Ablehnung Schmerzen schmerzhaft macht. Man jagt nicht mehr nach Vergnügungen, sondern erkennt, dass es das Streben selbst ist, das Vergnügen vergnüglich macht (und als seine unvermeidliche Reaktion schmerzhaft). Wenn wir weder etwas ablehnen noch verfolgen, ist das Leben augenblicklich von den quälenden Schatten unserer dummen Vorstellungen befreit. Da ist Erleuchtung. Alles Leben wird göttliches Leben.

Beobachte deinen Atem. Du bemerkst, dass er immer weiter fließt – dein Denken ist nicht dafür verantwortlich – du begreifst das Atmen nicht mit deinem Denken. Ähnlich kann man leben – den Strom des Lebens fließen lassen, ohne Einmischung des Denkens. Es gibt zwar keine Technik der Befreiung, aber du möchtest das Denken anhalten. Wenn du dich in einem fahrenden Zug befindest, kannst du nicht einfach abspringen und *stopp!* sagen. – Du musst ein paar Augenblicke im Zug entlanglaufen bis die Bewegung aufgehoben wird...

3.12 Yoga praktizieren/lehren

Es ist leicht, viele der Yogastellungen zu üben. Meditation wird heute an die Bedürfnisse der Massen angepasst – und sogar solche Meditation ist nicht schwer. Es gibt buchstäblich tausende von Yoga-Zentren und Yoga-Lehrern in der Welt. Es scheint buchstäblich leichter zu sein, Yoga zu lehren als Yoga zu praktizieren!

Was aber extrem schwer ist, ist Yoga zu praktizieren! Yoga ist Einheit, Harmonie, Integration, Einssein. Der Student der Yogastellungen entdeckt die Harmonie bei der Praxis dieser Haltungen – der ganze Körper funktioniert als Einheit., jeder Teil des Körpers unterstützt und ergänzt andere Teile, ohne Zwang, Eifersucht oder herzlose Gleichgültigkeit. Natürlich geschieht das alles unwillkürlich. Aber genauso oft mischt sich in unserem eigenen Leben die kleine Individualität, unser kleines Ego, ein. Es ist dieses kleine Ego, das die Harmonie stört und uns unser Glück stiehlt. Kann dieses Gespenst eingeschläfert werden? Können wir den Schlüssel zu unwillkürlichem Leben, spontanem Handeln finden? Denn solch ein unwillkürliches Handeln stellt – durch totale Konfliktvermeidung – sofort Harmonie her.

Möge Gott in diesem Sinn alle Yoga-Lehrer inspirieren!

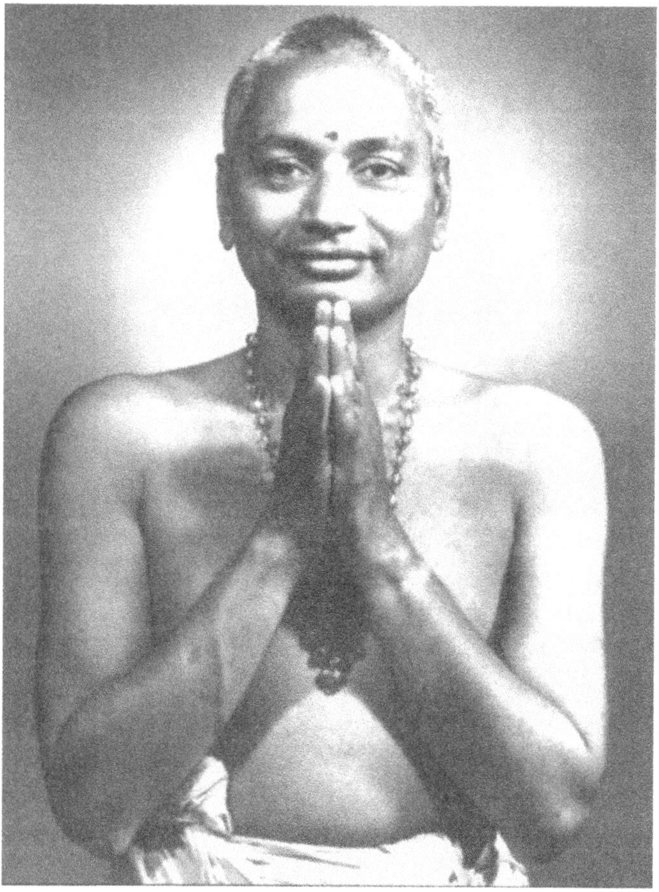

4

Auf der Spur deines Gottes

4.1 Mit der Schwierigkeit arbeiten

Wir haben anerkannt, dass Gott allgegenwärtig ist, seit anfanglosem Anfang. Wenn Gott allgegenwärtig ist, heißt das natürlich, dass nur Gott existiert. Dann stellt sich die Frage: *Wie steht es mit mir? Bin ich auch Gott?* Selbst das scheint nicht schwer mit der Lehre vereinbar zu sein. Aber es scheint schwierig zu sein, die Lehre mit dem in Einklang zu bringen, was wir als *das Böse* betrachten. Gewöhnlich interpretieren wir in der Art: *Gott ist überall. Daher bin auch ich irgendwie Gott. Aber dieser schlechte Mensch dort kann nicht Gott sein.* Auf diese Weise sind wir gefangen. Man kann darüber nicht theoretisieren. Man muss die Wahrheit sehen. Dann ist es möglich zu verstehen, was mit dem – *Gott ist allgegenwärtig* – gemeint ist.

Falls du fragen solltest: *Wer ist ein Heiliger, ein Yogi, ein Weiser?* wäre die einfache Antwort: *Jeder, dessen Leben ein lebendiger Kommentar der Wahrheit ist, dass Gott allgegenwärtig ist.* Das Leben eines solchen Menschen ist ein einziges Gebet, eine einzige Bejahung der Allgegenwart Gottes. In Gottes Allgegenwart ist er selbst auch Gott. Er wird sagen: *Sieh Gott in allen.* Wenn ich ihn nicht sehe, befinde ich mich natürlich in einem Irrtum. Wo steckt der Fehler? Wie räume ich ihn aus? Denn wenn ich behaupte, Gott in allen zu sehen, sehe ich Gott nicht wirklich und wahrhaftig in allen. Trotzdem sagt etwas in uns, dass es wahr sein muss. Deshalb beginne ich, bei mir selbst zu suchen. Ich muss dann die Unstimmigkeit in mir prüfen. Ich muss an der Stimmigkeit meiner Vision arbeiten, ohne Heuchelei. Das mag leicht sein oder schwierig. Was macht es leicht? Das ist leicht zu beantworten: Die Gnade Gottes, weil wir nicht wissen, was Gnade Gottes bedeutet! Warum schwierig? Wegen meines Ego. Auch diese Antwort zeigt, dass ich nicht weiß, was mein Ego ist. Die Schwierigkeit ist mein Ich, und wenn ich wüsste, was mein Ich ist, könnte ich es hinauswerfen. So wissen wir also nicht, was Gottes Gnade ist, und wir wissen nicht, was das Ego ist. Wir wissen nur, dass in uns diese Unstimmigkeit besteht und dass sie schwer, aber nicht unmöglich zu überwinden ist. Deshalb muss ich beständig mit dieser Schwierigkeit arbeiten. Das ist Yoga.

4.2 Deinem Gott glauben

Was ist Yoga? Jeder hat irgendeinen Glauben an irgendetwas. Wenn du nicht an Gott glaubst, glaubst du an Geld, an das Militär, an die Polizei, an deine Familie oder an etwas anderes. Ohne Glauben kannst du nicht leben. Du glaubst an Geld? Gut, aber es wird verschwinden und dann wirst du unglücklich sein; das gleiche geschieht mit deinem Körper und so weiter. Alles, worum dich die großen Yogis bitten, ist das: *Setze deinen Glauben in etwas, das sich nicht ändert, das dauerhaft ist.* Was war auf dieser Erde da, bevor du und ich geboren wurden? – Dazu kommt noch: Deine Seele und meine Seele existierten, bevor du und ich in diese Stadt kamen. Das bedeutet: Es gibt einen Gott, der die Welt erhält, und einen Gott, der dich erhält. Wenn du an Ihn glaubst, wenn du Glauben an Ihn hast, wirst du nirgends Unglück sehen.

Aber ich habe diesen Gott nicht in meiner Tasche, um Ihn dir zu geben. Du selbst hast irgendeine Idee von Gott – folge diesem Gott, glaube Ihm. Das ist alles, worum wir bitten. Es ist keine Verehrung von diesem oder jenem Gott, sondern von *deinem* Gott. Wenn du denkst, dass die Sonne Gott ist, tue das. Oder wenn du an einen deiner Vorfahren oder einen anderen Heiligen glaubst, tue es. Denn was immer der Gegenstand ist, über den du nachsinnst oder meditierst, du musst ihn lieben. Ich kann nicht etwas lieben, das du mir bringst. Liebe ist kein Mantel, den man im Laden kaufen kann. Sie muss aus deinem Herzen kommen. Wenn dein Herz etwas liebt und du fühlst *ah, das ist Gott*, dann ist das Gott für dich. Das ist das erste Prinzip im Yoga. Yoga bittet uns, an Gott zu glauben. Wie sollen wir das fertig bringen? Zuerst brauchen wir Glauben, nicht nur Vermutungen. Glaube ist etwas anderes und setzt eine gewisse Erfahrung voraus. Ohne diese Erfahrung wäre es eine bloße Annahme. Du kannst mit einer Mutmaßung beginnen, doch dann gehst du weiter und prüfst sie. So erklären die großen Meister, dass Gott in allen wohnt. Ist das wahr? Indem du weitergehst, wirst du beginnen, die Wahrheit zu erfahren. Am Anfang siehst du die Wahrheit nicht direkt. Die Erfahrung ist noch verschleiert, aber aus ihr entsteht Glaube und er befähigt dich, mit noch größerer Zuversicht voranzugehen.

4.3 Wenn du Ihn spüren möchtest

Wenn du Gott mit Glauben, mit Liebe verehrst, geschieht das Wunder, dass dein Herz gereinigt wird und du Gott findest. Dieses Wunder ist nicht sehr leicht zu bewerkstelligen. Jemand, der seine Seele finden will, benötigt diese zwei Dinge: Gemütsfrieden und Reinheit des Herzens. Wenn jemand sagt *ich spüre, dass Gott mit mir ist* und sich Sorgen macht, heuchelt er. Wenn du fühlen möchtest, dass Gott in dir und überall ist, muss dein Herz rein sein.

4.4 Drei Yogas verbinden

Gott ist in dir, Gott ist überall. Wenn jemand krank oder arm ist, wirst du dich sogleich um ihn kümmern. Wenn ein Mensch nicht selbstlos dienen kann, hat er noch nicht verstanden, was Gott ist. Deine Hand sagt nicht, *der Dorn ist nicht in mich eingedrungen, lass den Fuß nur leiden.* Wenn du fühlst, dass Gott alles durchdringt, dass wir alle nur Zellen oder Teile dieses Gottes sind – dann hast du Yoga verstanden. Wenn du in ein Geschäft gehst, kannst du nichts bekommen, ohne den Preis dafür zu bezahlen. Wenn du Yoga übst, wirst du Frieden im Geist und Reinheit im Herzen bekommen; das ist aber nur möglich, wenn du jedermann dienst. Das ist der Preis, den du bezahlen musst. Karma-Yoga bedeutet dienen, dienen, dienen – wir müssen lernen, für das Glück der anderen zu leben. Der Mensch, der sagt, *mein Glück zuerst*, ist der unglücklichste Mensch auf der Welt. Der Mensch, der sagt, *ich kümmere mich nicht darum, was mir passiert, ich möchte einfach, dass jeder glücklich wird*, ist immer glücklich. Das ist Karma-Yoga. Warum sollte ich dienen? Weil Gott überall ist und wir alle Teile Gottes sind. Genauso wie in deinem Körper Millionen kleiner Zellen sind, sind wir Zellen in Gottes Körper. Wenn wir die Gegenwart Gottes fühlen wollen, gelangen wir zur Hingabe (Bhakti-Yoga). Nimm irgendein Bild oder Symbol von Gott und setze dich davor und fühle die Gegenwart Gottes darin. Verehre es, verehre Gott darin. Und – liebe Gott. Dann gehe hinaus und liebe jeden, diene jedem. Nicht bloß mit Worten; spüre, dass du unmittelbar Gott selbst dienst. Dass du deinem eigenen Körper dienst.

Wie konzentriert und fixiert man seinen Geist auf diesen Bhakti-Yoga oder die Liebe zu Gott? Das lehrt uns Raja-Yoga. Dieser Yoga wird uns helfen, auch im Leben erfolgreich zu sein. Dazu verwenden wir immer Symbole. Manchmal visualisieren wir diese Symbole in uns selbst und in anderen. Aber Gott ist nicht auf sie begrenzt. Der Verstand hingegen kann Gott nicht verstehen. Gott schuf unseren Verstand, aber wir können Gott nicht verstehen. Um in unserem Geist die transzendentale Natur Gottes lebendig zu erhalten, studieren wir Schriften und prägen sie uns ein. All das muss miteinander verbunden werden. Einer der größten Gottliebenden Indiens erklärt: *Gott, wenn ich denke, dass ich dieser Körper bin, dann bin ich dein Diener*. In diesem Moment praktizieren wir Karma-Yoga. *Wenn ich mich zur Meditation oder Andacht hinsetze, vergesse ich den Körper und fühle, dass ich ein Tropfen im Ozean bin. Ich fühle, dass ich ein Teil von Gott bin.* Das ist Yoga an sich. *Später, wenn selbst diese Vorstellung verschwindet, fühle ich, dass ich eins mit dir bin.* Das ist Jnana-Yoga – Selbstverwirklichung. Das ist das Ziel von Yoga. Alle drei Praktiken müssen miteinander verbunden werden, Tag für Tag.

4.5 Drei Aspekte verbinden

Als nächstes fragen wir: *Was ist dieser Gott?* Erstens glauben wir, dass Gott in der Seele des Menschen ist, in dir. Gott ist genau in deinem Herzen. Und wenn du Gott nicht in deinem Herzen finden kannst, kannst du Ihn nirgends in dieser Welt finden. Zweitens ist Gott nicht so klein, dass er ein Zimmer in deinem Herzen bewohnt. Gott ist Schöpfer aller Universen – Universen, von denen dein Geist nicht einmal zu träumen vermag. Gott ist überall. Drittens: Wann immer es in dieser Welt durch Ungerechtigkeit und Sünde problematisch wird, manifestiert Er sich. Solch eine Inkarnation ist genauso unendlich und grenzenlos wie Gott selbst. Und wenn du dir Mühe gibst, wirst du auch entdecken, dass es in jedem Land der Welt Verkörperungen Gottes gab und gibt.

Diese drei Aspekte von Gott sind also: immanent, transzendent, inkarniert. Du kannst Gott auf jedem dieser Wege näher kommen, aber die Meister erklären: *Tu es auf allen drei Wegen, verbinde sie. Du sollst in allen Bereichen deiner Persönlichkeit vollkommen werden – nicht halbgar.* Das ist Yoga.

4.6 Dem kosmischen Subjekt nah sein

Was der Gottliebende in Bezug auf Gott tut, wird Upasana (*upāsanā*) – Verehrung oder Gottesdienst – genannt. Das Wort *Upasana* bedeutet wörtlich *in der Nähe sitzen, nahe bei jemandem sitzen*, doch in der Praxis hat es die Bedeutung einer Art ritueller Verehrung bekommen. Aber während du die Glocke läutest, die Lampe schwingst und alle möglichen wunderbaren Dinge tust, die farbenfroh und sehr schön sind, bist du möglicherweise überhaupt nicht gegenwärtig! Es wird von dir erwartet, nahe bei Gott zu sitzen, aber während du die Glocke läutest und die Lampe schwingst und dabei über deine Schulter jemand anderen beobachtest, sitzt du nicht in Gottes Nähe. Wenn du aber – wo immer du bist – in den Geist dieser Lehre eindringst, sitzt du nah bei Gott: Weil Gott allgegenwärtig ist, bist du Ihm niemals fern.

sarvatragam acintyaṁ ca
kūṭastham acalaṁ dhruvam (XII-3)

allgegenwärtig, undenkbar, unbewegt und ewig

Er ist wie der Raum, überall; acintyam *(acintyaṁ)* – Er ist kein Gedankengebilde. Das ist eine sehr wichtige Definition (wenn man es so nennen kann). Gott ist entschieden kein Produkt der Gedanken. Er ist das Subjekt im Sinn des kosmischen Subjekts. Darum wird gesagt, Gott sei der Zeuge aller Herzen und aller Gedanken. *Kūṭastham acalaṁ dhruvam* – und Er ist beständig, unerschütterlich, unbewegt –, weil Er überall ist. Das, was überall ist, kann sich nicht bewegen.

Im Śrīmad Bhāgavataṁ gibt es einige hübsche Geschichten, in denen beispielsweise jemand verflucht wird: *Fahr' zur Hölle!* – und erwidert: *Gott, der allgegenwärtig ist, muss auch in der Hölle sein, daher macht es mir nichts aus, dorthin zu gehen.* Jemand, der die Allgegenwart dieses kosmischen Wesens, Gottes, erkennt, ist Ihm nie fern und somit ist diese Liebesbeziehung unerschütterlich. Es gibt kein Entkommen!

Gott durchdringt das ganze Universum. Vor wem soll ich davonlaufen – und in wessen Arme, wenn Er, und Er allein, überall ist?

4.7 Gegenpole ausbalancieren

Auf diese Weise entdecken wir die Wahrheit, dass Furcht, Hass und so weiter aus einer nicht-existenten Verschiedenheit, aus einer Trennung zwischen mir und dem anderen entstehen. Im Tiefschlaf gibt es keine solche Unterteilung und daher auch keine Angst und keinen Schmerz. Werden Leben und Bewusstsein nicht in Subjekt und Objekt, Erfahrenden und Erfahrung unterteilt, entsteht keine Furcht, entsteht kein Schmerz. Schmerz hört auf, sobald der Kontakt aufhört, die Trennung verschwindet (wohlverstanden nicht durch das Vermeiden des Kontakts mittels Selbsthypnose, Drogen und ähnlichem). Deshalb wird dem Prozess des Yoga bescheinigt, dass er zu einem erleuchteten Leben führt.

Das ist bestimmt eine delikate Kunst und Yoga ist eine delikate Kunst. Du kannst leicht erkennen, dass jeder Aspekt der Arbeit im Bereich des Yoga (und deines eigenen Lebens) diese besondere Balance erfordert.

Alles Leben ist Bewegung und paradoxerweise gibt es in dieser Bewegung einen Zustand absoluter Balance. Wie wird sie aufrecht erhalten? Durch einen phantastischen Trick, das Grundgesetz des Elektromagnetismus – ungleiche Pole ziehen sich an. Indem wir sie zusammenführen, entwickeln wir Anziehungskraft. Alles vibriert, alles ist in Bewegung, in geordneter Bewegung. Es kann sein, dass diese Ordnung momentan gestört wird, und diese Störung wird durch eine Gegenaktion ausgeglichen. Das ist die Natur und das ist, was wir in unserem Leben sehen. Wenn man die Schönheit dieser ausgleichenden Natur wahrnimmt, erkennt man eine Intelligenz dahinter, und dass diese Intelligenz offenbar höher als unsere eigene Intelligenz ist, fähig, unsere Dummheit zu beseitigen.

Es gibt einen sehr schmalen Mittelweg zwischen den Extremen Sich-gehen-Lassen und Sich-Zwingen (der zu Freiheit führt); einen schmalen Grat zwischen Schwäche und Herrschsucht (was in Demut resultiert), zwischen Starrsinn und Fließen-Lassen (was Beweglichkeit ist), zwischen kalter Gleichgültigkeit und Grausamkeit (was Liebe ist), zwischen Aufbegehren und Erstarren (was Evolution bedeutet), zwischen Gehorsam und Widerstand (was zu Zusammenarbeit führt), zwischen Förmlichkeit und vertraulicher Gemütlichkeit (was liebevoller Respekt ist). Yoga will diesen feinen Mittelweg finden, aber nur in uns selbst, niemals in anderen! (Bei diesem geistigen oder inneren Abenteuer können wir uns gegenseitig beistehen.)

4.8 Versprechen und Ziel des Yoga

Es gibt eine Führung hinsichtlich dessen, was wir tun sollen und was nicht, worauf wir besser verzichten sollen oder auch nicht, ohne daran zu hängen. In diesem Licht erkennen wir, was unsere einzigartige Stellung im Leben ist, ohne Vergleiche, ohne sich anderen überlegen oder unterlegen zu fühlen. Denken wird Inspiration oder Inspiration wird Denken und Gefühl wird Hingabe. Die innere Schau wird frei von Unterscheidungen. Vielheit erkennen wir dann als identisch mit Einheit und Einheit als identisch mit Vielheit. Ich bleibe ich selbst, ohne das Gefühl zu haben, verschieden von dir zu sein. Ich bin, wofür ich mich immer hielt; ich tue, was ich schon immer zu tun dachte, aber diesmal tue ich es, ohne mich von dir abzuheben.

Das Geheimnis liegt in der Integration der ganzen Persönlichkeit: Die ganze Persönlichkeit wird dargebracht und geopfert, indem sie geweiht und geheiligt wird. Sie wird Gott übergeben, damit das Leben genauso ist, wie Gott es will. Gott ist diese Intelligenz, diese Macht, die dich, mich und alles erschaffen hat. Ich habe nicht darum gebeten, geboren zu werden, wie kommt es dann, dass ich erschaffen wurde? Dieses *Ich* weiß nicht, was es eigentlich ist, und es fragt deshalb beständig: *Herr,* wer *bin ich,* was *soll ich sein? Was erwartest Du, dass ich tun soll?* In dieser Art Nachfrage liegt unsere Rettung.

Was dann in unserem Leben vor sich geht, dann wenn dieses Licht innerer Erforschung hell erstrahlt, ist integraler Yoga. Das wird in der Bhagavad Gītā sehr schön erklärt: *Möge dein Geist zu Meinem werden* – möge also mein Gemüt völlig in Gott aufgehen. – *Liebe Mich!* Wo ist dieses *Mich*? *Ich* ist überall. Gott ist allgegenwärtig. Also heißt Erfüllung des *Liebe Mich,* alle zu lieben. Jede Liebe, die Grenzen zieht, ist keine Liebe. Ich kann nicht dich lieben und deinen Feind hassen; damit würde ich eine Trennungslinie in meinem Herzen ziehen. *Tu alles um Meinetwillen* oder: *Erkenne, dass alle deine Handlungen aus Gott hervorgehen und zu Gott zurückkehren. Ich grüße Gott in dir, in jedermann.* Damit bewirkst du, dass dein ganzes Wesen mit dem allgegenwärtigen Gott vereint wird. Ist das geschehen, erreichst du Ihn, erkennst du, dass du von der Allgegenwart nicht verschieden bist, dass du sie selbst bist.

Du hast dann dein ganzes Leben Gott geweiht oder dargebracht, und was wir als dein persönliches Selbst kannten, hat sich im Unendlichen aufgelöst.

Wenn das falsche kleine Ich verschwindet, ist Erleuchtung, ist Erkennen, dass die Seele auf einmal mit dem Höchsten Wesen eins ist – dem Ziel von allem Yoga. Dies ist das Versprechen des Yoga: Gesundheit, Frieden, Wachstum und Erleuchtung.

4.9 Natürlich wach

Und das ist die besondere Herrlichkeit des Yoga: Die menschliche Intelligenz kann Gott nicht verstehen. Dieser Intellekt, der selbst ein Werk der Natur Gottes ist, kann Gott nicht verstehen. Der Yogi sagt: *Löse das alles auf und komm auf jene Stufe, wo du dir der Natur Gottes bewusst bist. Dann geh und klopfe an die Tür der Dunkelheit.* Vielleicht würde selbst jener Yogi diese Dunkelheit anerkennen, der sagt, *ich kann zwar psychisches Feuer umwandeln und Kontrolle über die Elemente ausüben, aber ich weiß nicht, was Gott ist.* Das ist der Genius des Yoga und der Unterschied zwischen diesem Übungsweg und dem nihilistischen Buddhismus. Einer gewissen Richtung des Buddhismus zufolge schreitet man immer weiter voran, dann verneint man alles und fällt ins Nichts. Der Yogi ist sehr darauf bedacht, dies zu vermeiden. Unsere Formel lautet: *Diese Dunkelheit und die lebendige Seele sind, wie ich fühle, eins mit Gott.* Angenommen, du siehst den ganzen Tag über dicke schwarze Wolken am Himmel. Du siehst die Sonne überhaupt nicht. Aber du weißt, es ist Tag und nicht Nacht. Warum? Weil du Licht durch diese dunkle Wolke kommen siehst. Obwohl du die Sonne nicht siehst, weißt du, dass die Sonne dort ist. Genauso ist es, wenn sich die Dunkelheit und die lebendige Seele mischen. Du spürst: *Ich bin nicht der Körper und so weiter, aber ich bin nicht nichts* – ich bin. *Obwohl ich nicht verstehen kann, was Gott ist, weiß ich, Gott* ist. Durch den Schleier der Dunkelheit scheint dieses Gefühl *ich bin.* Der Yogi sammelt das Ganze, bewahrt es und meditiert über den Herrn. Wenn diese Konzentration auf Gott nicht vorhanden wäre, würde dich dein Geist in einer Minute nach New York katapultieren.

Als Gottliebende sollten wir ständig bestrebt sein, die Erinnerung an Gott wach zu halten, das Göttliche ständig zu betrachten. Diese Kontemplation wirkt wie ein Licht und verhindert das Aufsteigen des Schattens der Selbstsucht. Solange das Licht da ist, kann kein Schatten entstehen.

Das ist der Grund, warum Erleuchtete die Idee, es gäbe so etwas wie Nicht-Erleuchtung und die Vorstellung von Maya *(māyā)*, von Illusion, belächeln. Sie sagen: *Was verstehst du unter Illusion?* Sie existiert nicht. Was verstehst du unter *der Finsternis der Unwissenheit?* Kannst du eine kleine Kerze davon überzeugen, dass es etwas gibt, das Dunkelheit genannt wird? Angenommen, du könntest mit einer Kerze reden und ihr sagen: *Kerze, im anderen Zimmer herrscht Dunkelheit.* Die Kerze würde erwidern: *Was ist Dunkelheit? Zeige sie mir.* Sobald du das dunkle Zimmer mit der Kerze in der Hand betrittst, ist die Dunkelheit verschwunden. Für den Erleuchteten gibt es keine Finsternis; für den, der die Gottesschau hat, gibt es nichts als Gott.

So werden wir durch Gottes Gnade allmählich zur unmittelbaren Verwirklichung geführt. Die Einsicht oder das innere Licht hebt den Schleier. Nichts Schlechtes, keine Sünde kann dieses Licht bedrohen. Auch die dichteste Finsternis hat nicht die Macht, das Licht einer kleinen Kerze zu löschen, und es gibt keinen anderen Weg, das Dunkel loszuwerden. Nur das Licht, das innere Licht oder die Einsicht, das Erkennen, wird dies bewirken.

Mehr als alles andere bedarf es Gottes Gnade (denn Gott *ist* das innere Licht). Aber auch eigenes Bemühen ist von höchster Wichtigkeit. Dann wird das innere Gleichgewicht wiederhergestellt, Harmonie mit der Umwelt entsteht und die Natur kehrt zu ihrem natürlichen Zustand zurück, um ewig aufmerksam, ewig wach und intelligent zu sein.

Solange der Wunsch im Herzen ist, wird Gott nicht kommen. Das Ich ist nicht ganz tot.
Bevor du nicht bereit bist, dich in Ihm zu vergessen, wird Er nicht kommen.
Wenn du dich hingegeben hast, wirst du es nicht einmal wissen. Nur Gott weiß es.

5

Kultur der Hingabe

5.1 Auch Heuchelei hilft

Krishna sagt, dass alles in Ordnung zu sein scheint, solange wir hier sitzen. Wenn wir aber hinausgehen und mit der wirklichen Lebenssituation konfrontiert sind, wird es ein bisschen schwierig (englisch: *difficult*) für uns... Hier pflegen wir dann einen anderen Kult, bekannt als *difficult – Schwierigkeitskult*. Alles wird schwierig und nichts ist mehr möglich. Was passiert dann? Du probierst es immer und immer wieder – das bedeutet, du gibst dich nicht wirklich hin, du führst sozusagen nur Gebärden der Hingabe aus, indem du immer wieder sagst: *Herr, ich übergebe mich Dir.* Und in der nächsten Minute gehst du zu etwas anderem über: *Ich habe mich gerade Gott übergeben. Ist noch Benzin im Auto, Kira? Ich habe mich zwar Gott hingegeben – mache mir aber Gedanken, ob noch genug Benzin im Wagen ist, damit er mich nach Hause bringt!* Wir haben hier also ein Leben voller Widersprüche. Aber *selbst das,* sagt Krishna, der höchste Optimist, *ist zu etwas gut.*

Es gibt eine nette Geschichte, die das veranschaulicht: Es war einmal ein Räuber, der aus dem Palast des Königs etwas stehlen wollte. Er hatte herausgefunden, wo sich der Panzerschrank befindet, und wusste auch, dass die Schlüssel neben dem Bett des Königs lagen. Eines Nachts schlich er sehr vorsichtig den Korridor entlang, ohne ein Geräusch zu verursachen. Als er ganz nahe beim königlichen Schlafgemach war, vernahm er etwas, das ihn erstarren ließ. Er hörte, wie die Königin dem König erzählte: *Herr, soeben hatte ich einen phantastischen Traum, in dem mir ein Engel erschienen ist. Er sprach zu mir: 'Meine liebe Königin, ich weiß, dass du dir wegen der Vermählung deiner Tochter Sorgen machst. Sie ist achtzehn Jahre alt, es ist also Zeit für sie zu heiraten. Aber nur ein einziger Mann kommt für sie als Ehegatte in Frage. Tue nur, was ich dir sage. Wecke deinen Gemahl und erkläre ihm, er soll heute morgen um halb vier* (es war ungefähr Mitternacht) *den Palast verlassen und etwa zwei Meilen in östlicher Richtung gehen. Dort, unter einer großen Pappelfeige, wird er einen Yogi finden, nur mit einem Lendentuch bekleidet, in Meditation versunken. Er ist der Mann, der geeignet ist, euer Schwiegersohn zu werden!* Als der Dieb das vernommen hatte, lief er in jene Richtung und setzte sich unter eine große Pappelfeige. Um halb vier vernahm er ein Blätterrascheln. Er wusste, dass der König kommt und setzte sich kerzengerade hin (weil er ja meditierte – er war doch ein Yogi!). Der König stand vor ihm und wartete einige Zeit, doch der Yogi wollte seine Augen nicht öffnen. Behutsam legte der König eine Blumengirlande um seinen Hals. Der Yogi empfand ein Frösteln (*doch was soll's, du musst dich mit alledem abfinden,* dachte er), und nach ungefähr zehn weiteren Minuten öffnete er langsam seine Augen. *Oṁ ... wer bist du? Du schaust aus wie ein König!* Der König dachte: *Ah, er ist ein höchster Yogi, denn er weiß, dass ich ein König bin.* Er berührte die Füße des Yogi und sprach: Maharaj, *komme bitte zu meinem Palast. – Oh, wir sind Asketen und betreten keine Häuser, schon gar nicht Paläste!* Der König bettelte: *Bitte, bitte, bitte, ich werde diesen Ort nicht verlassen, ich werde deine Füße nicht loslassen. – Ich sehe, solches ist Gottes Wille. Gut, es ist in Ordnung, ich werde kommen.* Er ging zum Palast und dort wurde er gebeten, auf dem Thron Platz zu nehmen. Bei allem protestierte er, protestierte immer wieder – um dann nachzugeben: *Nun gut, es ist dies Gottes Wille.* Die Königin und die Prinzen kamen und alle drei fingen an, zu seinen Füßen zu beten. Er sprach: *Ich wünsche nicht, von dieser Frau berührt zu werden. Om Narayana.* Daraufhin berührte der König einen seiner Füße und die Königin den anderen, und beide fingen an zu weinen und zu jammern. Er sprach: *Nun denn – was ist?* Der König antwortete: *Wir haben ein Ersuchen, eine Bitte, ein bescheidenes Anliegen: Es geht um unsere Tochter, die du heiraten mögest... – Sie heiraten? Oh wie schrecklich, schrecklich, schrecklich! Ich muss mich erheben und jetzt gleich davonlaufen!* Doch sie ergriffen seine Füße (obwohl das ja nicht nötig gewesen wäre) und hielten ihn fest. Und wieder blickte er nach oben: *Ah, ich erkenne – das ist der göttliche Wille. Hari Oṁ tat sat! Herr, Dein Wille geschehe. Nicht mein Wille, Dein Wille geschehe. Es ist gut so.*

Alle waren entzückt. Jemand brachte ihm königliche Gewänder, die er gleich anziehen sollte, und er wurde zu seinem Gemach geleitet, wo er die Diener entließ. Er legte den königlichen Schmuck und die königlichen Gewänder an und glänzte. Er warf einen Blick in den Spiegel, und weil niemand im Zimmer war, sprach er zu sich selbst: *Schau mal, was für ein gerissener Bursche ich doch bin! Ich wollte dem König einige tausend Silberstücke stehlen, und nun habe ich das ganze Königreich erhalten!* Er hörte gar nicht mehr auf, sich im Spiegel zu betrachten. Er zwinkerte sich immer wieder zu. *Mein Gott! Wenn ich all dieses bekommen konnte, weil ich zwei Stunden vorgab, ein Yogi zu sein, was würde ich erst erhalten, wenn ich wirklich ein Yogi werden würde?* Schnell entledigte er sich des Ornats, sprang aus dem Fenster und lief davon. – Die Moral von der Geschichte ist: *Auch wenn du gelegentlich nur vorgibst, ein Yogi zu sein, ist sogar das eine große Hilfe!*

5.2 *Keine Kosmetik*

Die letzten acht Verse des zwölften Kapitels der Bhagavad Gītā sind höchst bedeutsam und werden vom Forschergeist der Studierenden, Gelehrten und Wahrheitssucher besonders geschätzt. Sie nennen sie *amṛttaṣṭakam*, weil sie unsterblich sind und unsterblich machen. Diese Verse lassen sich sehr leicht lesen und verstehen; sie sind nicht geheimnisvoll und ganz unkompliziert. Sie beschreiben das Wesen und die Charaktereigenschaften von jemandem, der Gott liebt und von Gott geliebt wird. *Er ist mir ergeben und ich liebe ihn* ist der Refrain, der in jedem Vers vorkommt.

Bedenke aber bitte, dass diese Verse, die jemanden beschreiben, der Gott liebt und der von Gott geliebt wird, nicht eine Art Kosmetik sind, die man einfach auftragen kann. Sie entsprechen der vorangegangenen Lehre davon, was es bedeutet, Gott zu lieben. Wenn du gelernt hast, Gott in Einklang mit der Lehre zu lieben, mit der wir uns hier befassen, dann werden diese Qualitäten in dir vorhanden sein. Sie sind die Wesenszüge, die Kennzeichen, die man bei einem Gottliebenden findet. Sie dienen dir höchstens als Maßstab. Wenn diese Eigenschaften tatsächlich in dir vorhanden sind, ist es durchaus möglich, dass du in der Liebe zu Gott wächst. Sollten sie nicht in dir zu finden sein, dann bist du einfach noch nicht dort.

Ein Heiliger sagte, dass Gott zögern würde, bevor er dir Hingabe schenkt. Er würde dich lieber gleich ganz befreien, denn wenn du erlöst bist, entstehen keine neuen Probleme mehr; dann bist du verschwunden. Wird aber aus dir ein Gottliebender, ein Bhakta, dann beginnen augenblicklich Seine Kopfschmerzen. Tagaus tagein wirst du Ihn anbetteln: *Gott, bitte tue dieses, Gott, bitte tue jenes. Ich möchte meditieren, also bitte, Gott, gebiete all diesen Hunden still zu sein,* und so fort.

Es gibt den Yoga des Nicht-Getrenntseins: *Ich tue nichts, um Gott* zu *gefallen, noch will ich, dass Gott meinem Willen folgt.* Da gibt es kein Bitten, kein Betteln, kein Beten. Der Begriff *Beten* wurde so verzerrt, dass wir ständig betteln: *Gott, gib mir dieses – Gott, gib mir jenes!* Dieser Gott ist verängstigt und will uns gar nicht nah sein.

5.3 Beständig üben

atha cittaṁ samādhātuṁ na śaknoṣi mayi sthiram
abhyāsa yogena tato mām icchāptuṁ dhanaṁjaya (XII-9)

Wenn du deinen Geist nicht beständig
auf Mich gerichtet halten kannst,
dann suche Mich durch den Yoga fortwährender
Übung zu erreichen, o Arjuna.

Wir üben Yoga mit Glauben. Was ist Glaube? Du spürst, dass du Gott hingegeben bist und Ihn liebst und Er dir erscheinen wird. Ist dieser Glaube nun aufrichtig, wirklich? Wenn du verschiedene Leute fragst, werden sie sagen: *Ich glaube ganz.* Aber Gott will das selbst herausfinden. In Indien werden Geschichten erzählt, in denen Gott einem Yogi Hindernisse in den Weg legt und dieser mit seiner Praxis aufhört. Gott möchte wissen, ob dein Glaube echt ist. Wenn er es ist, wirst du voranschreiten, soviel der Geist auch umherwandert, wie viele Widerstände auch kommen mögen: *Ich glaube an Gott und ich werde Ihn erreichen.* – Das ist die richtige Haltung eines Yogi. Er wird weder durch innere noch durch äußere Widerstände aus der Ruhe zu bringen sein. Hier eine Formel, die ich auch für mich nützlich gefunden habe: Wenn du von der Möglichkeit, die Gott dir gegeben hat, den bestmöglichen Gebrauch machst, wird Er dir mehr und mehr Gelegenheiten geben. Wenn du Glauben besitzt, dann fange jetzt an zu tun, was du tun kannst. Wenn du nur eine Minute am Tag an Gott denken kannst, gut; und wenn dein Geist selbst in dieser Zeit umherwandert, ist auch das in Ordnung. Setze dich dann aber hin und bete: *O Gott, befreie mich von diesem Hindernis.* Wenn du das tun kannst, bist du aufrichtig. Gott selbst wird dir mehr Gelegenheiten und größere Konzentration geben als zuvor. Das ist, selbst wenn der Geist wandert, kein Verlust, es ist Abhyasa *(abhyāsa* = beständiges Üben).

abhyāsayogena tato
māṁ icchāptuṁ dhanaṁjaya (XII-9)

Suche Mich durch den Yoga
der beständigen Übung zu erreichen.

Wiederhole immerzu: *Herr, Dein Wille geschehe, Dein Wille geschehe, Dein Wille geschehe.* Höre nie mehr damit auf. Eines Tages wirst du die wunderbare

Wirkung entdecken. *Abhyasa* bedeutet beständiges Praktizieren, fortwährendes Üben; es bedeutet sogar mechanisches Wiederholen des Namens Gottes wie auch mechanisches Studieren heiliger Schriften. Lass den Verstand nicht einwenden: *Was nutzt routinemäßiges Dasitzen und Meditieren, wenn mein Geist nicht dabei ist?* Nun gut, heute, morgen oder auch noch in zehn Tagen ist dein Geist nicht dabei, das macht nichts. Auch zehn Monate lang... es macht nichts. Mache weiter. Eines Tages wirst du es erfahren. Somit ist es besser, selbst bedeutungslose Dinge zu tun, als sie aufzugeben. Lässt du sie fallen, so hast du gar nichts mehr – weder die äußere Form noch den geistigen Inhalt. Wenn es dir möglich ist, dich an der äußeren Form festzuhalten, wirst du vielleicht eines Tages die Notwendigkeit erkennen, sie mit Geist zu erfüllen.

5.4 Sich von der Welt abwenden

Das nächste ist Vairagya *(vairagya)*. Da gibt es die Geschichte von ein paar verrückten Leuten, die anfingen, ein Boot zu rudern, das an einen Baum am Flussufer festgebunden war. Hier ist kein Fortschritt möglich. Zugleich mit Abhyasa versuche dich immer mehr von der Welt abzuwenden. Ich kann das Licht vor mir und die Mauer hinter mir nicht gleichzeitig sehen. Ich muss versuchen mich von einem abzuwenden, wenn auch stufenweise. Wenn ich Gott möchte, muss ich mich Ihm zuwenden und das bedeutet, mich innerlich von der Welt abzuwenden. Denke bitte daran, dass ich nicht sage: *vor der Welt weglaufen.* – Sich von der Welt abwenden, das ist Vairagya. Ein Mensch kann in die Waldeinsamkeit gehen und doch an zuhause denken. Ein Mann kann in der Familie leben und doch nicht tief in irgendetwas verstrickt sein. Vairagya ist sehr wichtig. Wenn du Vairagya nicht zusammen mit Abhyasa pflegst, wird Abhyasa nichts nützen. Wenn du Gott verwirklichen willst, musst du dich innerlich von der Welt abwenden.

5.5 Ohnmacht in Allmacht werfen

Doch da ist ein großes *Aber*. Nicht das Ich soll aus diesem Ozean des Kummers hinausspringen; nicht das Ich soll Befreiung erlangen; nicht das Ich soll Liebe finden; nicht das Ich soll Frieden finden. Je mehr das Ich sich anstrengt, um so weniger Frieden, Liebe, Erleuchtung, Freude und Harmonie wird es erfahren.

Das einzige, was das Ich (das Ego) tun kann, ist seine eigene Machtlosigkeit zu erkennen und sich selbst in demütiger Hingabe diesem allmächtigen Sein zu übergeben – das kannst du tun und das musst du tun. (Sage nicht, dass Gott auch das noch tun soll.) Du kannst das Leben erforschen und du kannst verstehen, dass es voller Kummer ist, und du kannst versuchen dich selbst aus dem Leben hinauszukicken und einsehen, dass dir das nicht möglich ist. Du kannst erkennen, dass du machtlos bist. Was immer du tust, wird dir zu einer weiteren Fessel, zu einem weiteren Problem. Jede Lösung, die dein Geist für ein Problem hält, wird zu einem noch schlimmeren Problem. Wenn du das einsiehst, lässt du von dir selbst los: *Herr, ich weiß nicht, was ich tun soll. Lass also Deinen Willen geschehen!*

teṣām ahaṁ samuddhartā
mṛtyusaṁsārasāgarātbhavāmi nacirāt pārtha
mayy āveśitacetasām (XII-7)

Wenn sie sich selbst auf diese Weise Mir
dargebracht haben,
erhebe ich sie augenblicklich über
diesen Ozean der Sorgen.

Nicht eher. Solange du meinst, dein Problem selbst lösen zu können, wird Gott sagen: *Gut, versuch es noch ein bisschen, es kann ja nicht schaden. Willst du schwimmen? Dann schwimm. Mach weiter, versuch es ruhig.* Wenn du aber sagst: *Nein – es geht nicht,* dann sagt Er: *Komm her, ich zieh dich da heraus, sofort!*

Mayy eva mana ādhatsva
mayi buddhiṁ niveśaya (XII-8)

Richte deinen Geist auf Mich allein aus,
lass deinen Verstand in Mir ruhen.

Buddhi *(buddhi)* steht hier für das Prinzip, nach dem eine Entscheidung getroffen wird. Der Geist sieht zwei Möglichkeiten und etwas in dir entscheidet: *Das ist die bessere Alternative.* Was ist es, das entscheidet? Du kannst es dein Gewissen nennen oder was immer du willst. Es ist sozusagen der innere Richter. Wie sehr wir auch überzeugt sind, dass wir nicht richten sollen, wir erkennen doch, dass sogar darin ein Urteil enthalten ist: *Ich urteile überhaupt nicht; ich bin so heilig, so wunderbar, ich folge Jesus Christus hundertprozentig nach, nicht ich richte, sondern Er tut es.* Das ist ein Urteil! Du hast dich selbst als großartig beurteilt und er oder sie scheint nicht so perfekt zu sein.

Was immer du also tust, wenn du dieses Buddhi beobachtest, das urteilt, unterscheidet und entscheidet, erkennst du, dass es sich auf ein bestimmtes Urteil festgelegt hat. Kann auch das Gott dargebracht werden? Ja, aufrichtig und wahrhaftig, im Wissen: *Herr, ich bin nicht der Richter. Ich habe keine Ahnung. Ich weiß nicht, was richtig und was falsch ist.* Das zweite Kapitel der Bhagavad Gītā legt Arjuna den Vers in den Mund: *Ich weiß gar nichts, Herr, bitte, belehre mich.* (II-7) Dieselbe wunderbare Wahrheit wurde offenbar, als Jesus auf den Ölberg ging und betete: *Herr, lass diesen Kelch an mir vorübergehen!* (Das ist, was die Urteilskraft, Buddhi, sagte.) Dann sagte er: *Nein, nicht mein Wille, Dein Wille soll geschehen!* Kann das ehrlich und aufrichtig gesagt werden? Dann wird Sein Wille auch geschehen. Sein Wille geschieht ständig, doch solange diese Erkenntnis fehlt, herrscht in uns ein Zustand der Verwirrung – Verwirrung vor, während und nach der Tat – darüber, ob das, was wir getan haben, richtig oder falsch ist. Kannst du auch diesen verwirrten Verstand Gott ehrlich und wahrhaftig darbringen – nicht, weil du dich vor der Verantwortung drücken willst, sondern weil du eingesehen hast, dass es nicht Sache des Menschen ist? Erst wenn wir die Ohnmacht des menschlichen Geistes und der menschlichen Intelligenz erkannt haben – das heißt, nachdem wir die Erfahrung gemacht haben, die zu dem endgültigen Schluss geführt hat, dass der Intellekt machtlos ist –, erst dann ist dieses Sich-Ergeben echt und ehrlich.

5.6 Bewusste Abhängigkeit von Gott

Das kann nur durch die Gnade Gottes geschehen. Es war wohl Aṣṭavakra, der sagte: *Nur durch die Gnade Gottes kann jemand den Wunsch zur Verwirklichung der Einheit mit Gott haben.* Er war ein sehr großer Heiliger, der immer in dieser Verwirklichung lebte. Trotzdem verherrlichte er die Gnade Gottes. Gott ist nicht unser Diener und deshalb können wir Ihm nicht befehlen zu kommen. Er wird es tun, wenn und wann Er will. Die gesamte Yoga-Praxis ist nichts anderes, als einen Spiegel zu reinigen. Wenn die Sonne aufgeht, wird er, wenn er sauber ist, die Sonne reflektieren. Angenommen du möchtest die Spiegelung der Sonne einfangen und hältst den gereinigten Spiegel gegen den Himmel. Da ist keine Reflexion der Sonne, nichts passiert. Warte! Wenn die Sonne aufgeht, wird sie sich darin spiegeln.

Solange du rastlos und unruhig bist, bedeutet das, dass du egoistisch bist. Es ist dein Ego, das sagt, Gott muss heute kommen. Du hast dein Werk getan, bleib ruhig. Wenn Er will, kommt Er. Warum bist du unruhig?

Das Ich ist nicht ganz tot. Solange der Wunsch im Herzen ist, wird Gott nicht kommen. Schau, was die Leute in der Welt machen: Was immer sie tun, sie verkaufen nur, sie schenken nicht. Wenn jemand ein Arzt mit guten Kenntnissen ist – wie viele gibt es davon, die den Armen und Kranken ohne Gegenleistung von diesem Wissen abgeben? Nimm zum Beispiel Atomkraft: Wenn sie nur für das Gute der Menschheit eingesetzt wird, kann Großartiges geleistet werden. Wenn aber jemand nur ein bisschen Macht hat, möchte er sie gleich für seine Zwecke gebrauchen. Solange der ruhelose Wunsch vorhanden ist, wird Gott nicht kommen. Du wirst vielleicht sagen: *Oh, ich habe Gott in meiner Tasche* und du wirst einen großen Laden eröffnen und erklären*: Gott ist hier!* und Geld einsammeln. Bevor ihr euch nicht vollständig Gott übergeben habt und bevor du nicht diese Stufe erreicht hast, wo du bereit bist, dich in Ihm zu vergessen, wird Er nicht kommen. Nur Gott weiß es. Jemand erklärt, *ich habe mich völlig hingegeben* – aber wer sagt das? Das ist Heuchelei. Wenn du dich hingegeben hast, wirst du es nicht einmal wissen. Nur Gott weiß es. Wenn du sagst, *ich weiß es*, bedeutet das, dass du verschieden davon bist. Also ist einer, der sagt, *ich bin gut,* nicht gut; dieses Gute ist etwas Getrenntes von ihm und er sieht es. Nur Gott weiß es.

Wenn Er zufrieden ist, weil du ganz rein und selbstlos bist, wird Er sich dir zeigen. Wenn du Gott verwirklichst, wirst du Ihn auch verstehen. Du möchtest dann nicht mit Wundern spielen, weil du verstehst, warum Gott möchte, dass diese Dinge geschehen, wie sie geschehen. Du wirst Gott verstehen und nichts tun, was nicht Gottes Wille ist.

Die ganze Sache hängt also von Gottes Gnade ab. Deshalb betont selbst Patañjali, dass du Gott anbeten sollst. Du solltest der Menschheit dienen, dein Herz reinigen und zugleich meditieren, Bücher studieren und geduldig darauf warten, dass sich Gott offenbart. Das ist es, was Aṣṭavakra sagt. *Gott kann nur durch Seine Gnade verwirklicht werden.* Lasst uns das im Gedächtnis behalten und unsere geistigen Übungen fortsetzen. Je friedlicher du bist, desto näher bist du Gott. Je liebenswürdiger du bist, desto näher bist du Gott.

5.7 Zeit der Reife

Das *Durga Saptaśati* ist ein kurzer Text von 700 Versen. Das ganze Universum wird darin als Spiel gegensätzlicher Kräfte begriffen und abgebildet. Diese erzeugen häufig ein Ungleichgewicht. Um das Gleichgewicht wiederherzustellen, verkörpert das Göttliche sich immer wieder. Das *Durga Saptaśati* berichtet uns von einem Gottsuchenden, der nach einer sehr langen Bußezeit voller selbstverleugnender Askese die Vision der Göttlichen Mutter hatte und zu Ihr betete: *Bitte, befreie mich vom Ego und von egoistischen Beziehungen!* Das ist Selbstübergabe, Hingabe an Gott. Vielleicht um uns ein eigentümliches Problem nahe zu bringen, sagt uns diese heilige Schrift dann, dass der König – trotz der atemberaubenden Härten gegen sich selbst – sein starkes Ego nicht loswerden konnte: Er hatte zur Göttlichen Mutter um Macht und Stellung gebetet. Es war somit doch keine richtige Hingabe.

Zunächst einmal muss also dieses innere Erwachen stattfinden. In diesem Erwachen überwacht dann das Gewahrsein alle unsere Gedanken, Worte und Handlungen. Das Leben wandelt sich nicht übernacht, weil das Leben aber auf diesem Bewusstseinsstrom dahinfließt, deckt der innere Monitor unsere Defekte und Schwächen und zeigt sie auf. Ob sie sofort verschwinden oder nicht – sie beginnen immerhin zu schmerzen und dieser Schmerz ist sehr gut. Wir werden mit uns selbst immer unzufriedener (nicht mit dem, was wir haben) und enttäuschter. Erst, wenn uns dann sogar zu leben unmöglich erscheint, kann die Göttliche Mutter sich offenbaren.

So zu tun, als hätten wir uns schon ausgeliefert, bevor das geschah, wäre pure Angabe und keine Übergabe. Übergabe muss zu ihrer eigenen richtigen Zeit geschehen, zur guten Zeit. Zuerst warst du schlecht, dann hast du dich sehr bemüht und wurdest gut. Dann hast du noch härter gekämpft und wurdest noch besser. Befreit von allen üblen Eigenschaften wurdest du die Verkörperung aller guten Eigenschaften – und sofort wurdest du noch viel schlimmer als früher! Du wurdest voller Eitelkeit. Das ist der Moment, um sich hinzugeben! Und von da an strömt und strömt die Hingabe und alles, was du tust, fließt zu den Füßen der Göttlichen Mutter hin.

Die weltliche Existenz wird als *Ozean von Geburt und Tod* beschrieben. In dem Augenblick, in dem du diese Liebe gefunden hast, wirst du erhoben und aus dem Ozean von Geburt und Tod erlöst. Die Welt und das Leben in ihr, das du als endlose Sorge und nur als Leid erlebt hast, hören plötzlich auf. Wo immer du dich hinwendest, ist Glückseligkeit, weil du in Gott eingetreten bist, weil du erkennst, dass alles, was geschehen ist, wegen Gott geschah und geschieht. Wenn jemand dich umarmt, dann ist es Gott, der dich umarmt; wenn jemand dich töten will, dann ist auch das Gott! Und deshalb wirst du aus diesem Ozean von Geburt und Tod, diesem Ozean des Kummers herausgehoben.

5.8 Dein Wille ist meine Sache

Mayy eva mana ādhatsva: *Richte deinen Geist auf Mich allein.* Das heißt, *lass den Geist in Ihm versinken, so dass – woran auch immer der Geist denken mag, in welche Richtung er auch fließen mag – er erkennt, dass alles Gott ist, Gott allein.*

Ist in einem solchen Geist ein schlechter Gedanke möglich? Gewisse Gedanken sind möglich, die von einem anderen als schlecht beurteilt werden könnten. Doch im Fall dieses Gottliebenden gibt es überhaupt keinen schlechten Gedanken, weil er seinen Geist vollständig an Gott übergeben hat. Erst wenn wir das begreifen, können wir das befremdliche und unerklärliche Verhalten der Propheten rund um die Welt verstehen. Einige haben sich leidenschaftlich gebärdet, manche haben verflucht und gesegnet und alle möglichen Dinge getan. Warum? Sie haben nicht aus ihrem eigenen Geist gelebt, weil sie ihren Geist Gott dargebracht haben, und also geschah durch sie, was geschehen musste.

Die folgende amüsante Geschichte finden wir gleich am Anfang der Schrift, die *Mahābhārata* genannt wird: Ein heiliger Weiser ging am Ufer eines Flusses spazieren. Plötzlich kam ihm der Gedanke: *Wenn ich in diesem Augenblick einen Sohn zeugen könnte, würde er der größte Weise werden.* Wie aber kann ein Asket, der allein dahinwandert, *in diesem Augenblick* einen Sohn zeugen? Er schaute um sich. Da stand in einiger Entfernung ein kleines sechsjähriges Mädchen, eines Fischers Tochter. Er rief ihr zu: *Komm her, komm, komm schnell! Ich will dir ein Kind* schenken. Sie antwortete: *Mir? Du siehst aus wie ein heiliger Mann, wie ein Weiser, und ich bin nur die Tochter eines Fischers. Ich rieche schlecht – und überdies bin ich erst sechs Jahre alt.* Er erwiderte: *Sei still! Rasch, die Zeit vergeht! Dies ist eine günstige Stunde.* Es heißt, er habe sie innerhalb eines Augenblicks in eine junge Frau verwandelt, sie vom schlechten Geruch befreit und ihr einen köstlichen Duft verliehen – und schon war ein Baby da.

Welcher Art ist diese Moral? Können wir das auch tun? Ja, wenn du weißt, was Gottes Wille ist! Wenn du von dir keine eigene Meinung mehr hast, wenn du deinen Geist, das Denken, vollständig an Gott übergeben hast, dann weißt du, was der Wille Gottes ist. Dann geschieht der Wille von Gott durch deinen Geist, weil es nicht mehr dein Geist, sondern Sein Geist ist!

5.9 Schlüssel des Lebens

Wenn wir lernen zu lieben, gibt es absolut kein Problem mehr. Erst wenn dieses Ich völlig abgeschafft ist und Liebe allein die Oberhand gewinnt, ist es dieser Liebe möglich, natürlich, anstrengungslos und wahlfrei zu sein. Du hast dann keine Wahl mehr als zu lieben, weil du Liebe *bist*.

Das ist die Essenz des Yoga. Wenn Liebe da ist, dann ist was immer du tust, Yoga. Wenn sie nicht vorhanden ist, dann ist was immer du tust, kein Yoga. Du kannst täglich sechs Stunden auf dem Kopf stehen und du wirst wahrscheinlich keine grauen Haare bekommen, aber das ist nicht Yoga und du bist kein Yogi. Du kannst ein sehr religiöser Mensch, aber sehr teuflisch sein.

Du magst all das tun, aber keines von diesen Dingen ist Yoga – bis du den Schlüssel des Lebens entdeckst.

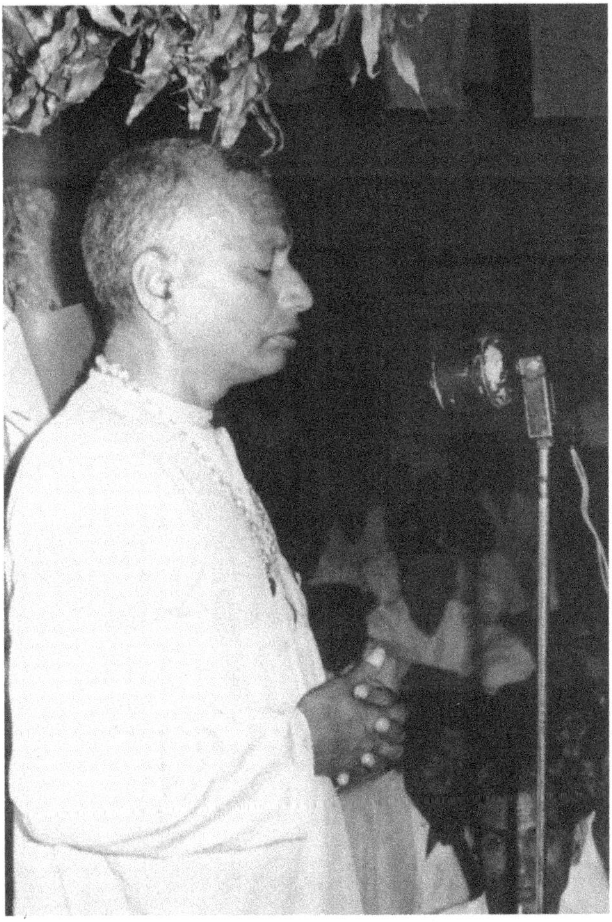

Den Schlüssel des Lebens zu entdecken bedeutet, die Liebe zu entdecken. Das ist die Essenz.

Es gibt keine Technik der Befreiung.
Realisiere, dass alle Beziehungen die Interaktion der Vorstellungen von Ich und Du in dir selbst sind.
Das ist die Plattform. Von dort kannst du weder in die Selbsterforschung noch ins Alles-ist-Gott-Sehen springen.
Wenn du erkennst, dass das alles nur Vorstellungen sind, warum stellst du dir dann nicht vor: Das alles ist Gott?

6

Techniken der Hingabe

6.1 Erwartungen loslassen

abhyāse'py asamartho'si matkarmaparamo bhava
madartham api karmāṇi kurvan siddhim avāpsyasi (XII-10)

Bist du auch zu diesem Yoga der beständigen
Übung nicht imstande,
dann sei darauf bedacht, Handlungen um
Meinetwillen auszuführen.
Indem du für Mich arbeitest, kannst du die Stufe
der Vollkommenheit erlangen.

Wenn du zu beschäftigt bist, um zu üben, dann sage dir wenigstens innerlich: *Ich tue alles um Gottes willen.* Mag sein, dass das nur eine Formel ist, aber sogar auf diese Weise kannst du dich dazu bringen, immer öfter und zuletzt ununterbrochen an Gott zu denken. Aber immer noch ist das *Ich tue all das* präsent; das *Ich* steht einfach noch stark im Vordergrund. Sage dir also: *Ich tue es, aber um Gottes willen, um Gott zu gefallen.* Und früher oder später wirst du erkennen, dass auch diese Haltung unzulänglich, unangemessen war.

athai tad apy aśakto'si kartuṁ madyogam āśritaḥ
sarvakarmaphalatyāgaṁ tataḥ kuru yatātmavān (XII-11)

Solltest du auch dazu nicht fähig sein, dann verzichte – deine Zuflucht in der Vereinigung mit Mir nehmend – selbstbeherrscht auf die Früchte deiner Werke.

Dann tue, was immer du tun möchtest, mit deiner ganzen Eitelkeit und deinem ganzen Egoismus, doch gib dabei den Wunsch nach Belohnung und spezifischen Ergebnissen auf. Sobald du lernst, auf Belohnungen für dein Tun zu verzichten – *tyāgāc chāntir anantaram (XII-12)* – wirst du augenblicklich großen Frieden erfahren. Das ist purer, gesunder Menschenverstand. Hättest du auf einem Stundenplan eingetragen, was du heute mit welcher Absicht getan hast und was dann geschah, würdest du etwas erschreckend Schönes entdecken – dass nämlich das, was geschehen ist, etwas völlig anderes ist als das, worum du gebetet hattest.

Hättest du notiert, wie oft du schon um etwas gebetet hast und wie selten diese Gebete erhört wurden, dann wärst du empört! Ich verlange nicht von dir, mit dem Beten aufzuhören, doch wenn du dies entdeckst, wird das Gebet eine andere Form annehmen. Du wirst dann beten, weil du zu beten wünschst, und nicht weil du irgendetwas haben oder vermeiden möchtest. Sehr oft bleiben unsere Gebete unbeantwortet und die anderen paar Male, wo sie erhört werden, sind wahrscheinlich Zufall. Wenn du beispielsweise in ein Krankenhaus gehst, etwas Asche in die Hand nimmst, ein Gebet sprichst, die Stirne von hundert Patienten damit betupfst und ihnen erklärst, dass sie morgen wieder in Ordnung sein werden, wird dies bei mindestens zehn Patienten auch so sein. Das geschieht rein zufällig und nicht auf Grund deiner Gebete oder der Asche.

6.2 Das O-Gott-Gebet

Wahres Gebet ist etwas anderes, etwas sehr Schönes. Es ist ein Ausdruck deiner Liebe zu Gott, keinesfalls ein Bitten um irgendetwas. Zur Veranschaulichung nehmen wir eine Geschichte, die Ramakrishna (*rāmakrishna*), einem großen Heiligen Indiens, zugeschrieben wird. Ich bin sicher, du wirst dich immer an sie erinnern.

Ein junger Mann wurde von Kindheit an in einem geschlossenen Kloster erzogen, wo er lediglich einige männliche Kameraden zu Gesicht bekam. Als er kaum fünfzehn Jahre alt war, starb das alte Oberhaupt des Klosters und infolgedessen musste er außerhalb um sein Essen betteln gehen. Mit seiner Bettelschale machte er einen Versuch im Dorf und stand vor dem ersten Haus. (Zufälligerweise war es einer jener Distrikte Indiens, wo unverheiratete Mädchen *oben ohne* gehen). Ein junges

Mädchen von dreizehn oder vierzehn Jahren kam auf ihn zu und gab ihm ein wenig Speise. Hinter dem Mädchen stand die Mutter. Der Junge sah das Mädchen an und sagte zu der Mutter: *Meine Freundin, ich hatte dieses Problem, als ich noch im Kloster bei meinem Meister war. Jeden Sommer kriegte ich große Beulen. Mein Meister zerdrückte die Blätter eines bestimmten Krautes, legte sie auf und die Beulen verschwanden. Dieser Knabe hier hat zwei Beulen, weshalb du gut daran tust, die Blätter zu besorgen und aufzulegen.* Die Frau wusste, dass er völlig unschuldig war, und erwiderte: *Mein Kind, das sind keine Beulen! – Was sind es dann? – Sie ist ein Mädchen und das sind von Gott vorgesehene 'Milchflaschen' für Neugeborene, die sie vielleicht in ein paar Jahren gebären wird.* Er sah vor sich hin, dann gab er zur Antwort: *Willst du damit sagen, Gott sei so groß, dass er für die Nahrung der Kinder sorgt, die möglicherweise Jahre später geboren werden? Und ich muss für mein Essen betteln gehen! Ich danke dir sehr!* und ging weg.

Wenn du erkennst, dass für das, was du benötigst, gesorgt wurde, lange bevor der Bedarf da war, dann erwacht etwas in deinem Herzen, das Gebet genannt werden kann. Es geht dabei weniger um eine Bitte, denn warum sollte ich bitten? Was ich brauche, ist ja bereits da. Du sagst nur: *O Gott, ich liebe Dich.* Aber nicht einmal *Ich liebe dich* ist notwendig, nur: *O Gott!* Das ist Gebet.

6.3 Der Geist braucht die Form

Für manche ist es möglich, sozusagen im Expressfahrstuhl ins 31. Stockwerk zu fahren: einfach nur durch Erkennen der Allgegenwart Gottes. Vielen von uns mag das nicht leicht fallen, weshalb die großen Weisen unzählige Riten und Rituale einführten, Methoden und Techniken entwickelten, um die Gottesliebe in uns zu entwickeln.

Auch wenn Millionen Liter Wasser im Meer sind, kann man daraus nur soviel schöpfen, als man Schöpfkapazität besitzt. So ist es auch mit Gott, dem Unendlichen. Man kann Ihn erfahren, doch gegenwärtig nur durch den endlichen Geist, der auf Name und Form geeicht, also begrenzt ist. Gott braucht keine Form, der Geist braucht sie. Gott braucht keine Verehrung, aber du brauchst sie.

6.4 Zwei Sinne einsetzen

Pratyahara *(pratyāhāra)* bedeutet ganz konkret: *Das Zurückziehen der Sinne von der Welt.* Dazu gibt es die einfache Übung, einen Namen oder ein Mantra zu verwenden und eine Form Gottes zu visualisieren. Wenn wir im Allgemeinen von den *Sinnen (indriyas)* sprechen, meinen wir alle unsere Sinne. Aber in Wirklichkeit plagen uns nur zwei davon – die Augen und die Ohren. Nimm zum Beispiel ein Stück Papier: Es hat einen Namen, nämlich *Papier*. Es hat eine Form. Zwei Sinne sind also im Spiel, deshalb können wir sagen, dass die ganze Welt aus Namen und Formen besteht. Die Welt tritt hauptsächlich durch diese beiden Sinne in unseren Geist. Wenn diese beiden kontrolliert werden, ist der Geist konzentriert. Der Wahrheitssucher verwendet deshalb einen Namen oder ein Mantra und eine Gestalt des Göttlichen und sein Problem ist gelöst.

6.5 *Formen für das Formlose nutzen*

kleśo dhikataras teṣām avyaktāsaktacetasāmavyaktā
hi gatir duḥkhaṁ dehavadbhir avāpyate (XII-5)

Größer ist die Mühe derer, die ihren Geist auf das Nichtoffenbare richten. Für die, die im Körper leben, ist der Weg des Nichtoffenbaren schwer zu gehen.

Fällt es jedem leicht, diesem allgegenwärtigen Gott ergeben zu sein, der jenseits des Denkens und noch feiner ist als Raum? Krishna räumt ein, dass es für verkörperte Wesen nicht immer leicht sein mag, einem völlig unpersönlichen Gott, einem völlig unmanifestierten Wesen ergeben zu sein. Die Verehrung von Götterbildern wird von der orthodoxen Interpretation dieses Textes deshalb gutgeheißen. Lass uns das gleich zu Beginn festhalten. Dieser Vers wird folgendermaßen ausgelegt: *Da ihr verkörperte Wesen seid und es für euch als solche schwierig ist, dem ergeben zu sein, was nicht sichtbar ist – dem unendlichen absoluten Bewusstsein –, ist es euch gestattet, verkörperte Gottheiten wie Rama, Krishna, Buddha, Jesus und so weiter zu verehren.*

Beim Ausüben der Verehrung ist es erlaubt, von allem Gebrauch zu machen, um im Gottbewusstsein zu wachsen. Der folgende Satz ist wichtig: *Es ist uns erlaubt, alle Mittel zu gebrauchen, um im Gottbewusstsein zu wachsen* – dieser ganze Satz ist wichtig; nicht das Geringste darf unbeachtet bleiben. Ich wiederhole das, weil es dumm wäre zu sagen: *... und daher können wir für den Rest unseres Lebens fortfahren, ein beliebiges Idol anzubeten.* Nein, die Idee ist, im Gottbewusstsein zu wachsen.

Wächst du nun im Gottbewusstsein oder bist du in dieser Idol-Anbetung stecken geblieben? Du weißt nicht, was es heißt, Gott zu lieben, und folglich kannst du dieses Bildnis oder jene Figur von Krishna, Buddha oder Jesus verwenden, um die Liebe zu entfalten, diese Liebe in dir selbst zu erfahren und dich der Nähe Gottes zu erfreuen. Sofern sich aber dein Bewusstsein auf ein Bild oder eine Statue beschränkt, ist dies selbstverständlich Zeitverschwendung. Du gehst schließlich in die Kirche, in den Tempel oder Puja-Raum, um die Nähe Gottes zu erleben.

6.6 Om

Dieser höchste Gott oder kosmische Guru hat einen Namen: Es ist genau genommen kein Name, sondern ein Wort. Dieses Wort, durch das Er bekannt ist, heißt Pranava *(prāṇava)* oder Om *(Oṁ)*. Dieses Om braucht dich nicht zu erschrecken. Es ist der einfachste kosmische Klang, den es gibt. Jeder Laut – eines Autos, fallender Regen, wehender Wind, Stimmengewirr – alles klingt für dein Ohr wie Om. Andererseits wird Klang durch den Atem erzeugt, der aus dem Rachen durch den Mund kommt. Dieses Om beginnt im Bauch, kommt aus dem Hals und endet auf den Lippen. Man nennt es eine vollständige Silbe. Yogis unterteilen selbst diese eine Silbe noch in die drei Teile *A U M.* Sie beginnt mit *A*, setzt sich im Rachen mit *U* fort und endet auf den Lippen mit *M*. So wird diese einfache Silbe als Synthese des Ursprungs, der Erhaltung und Auflösung betrachtet, denen alles im Universum unterworfen ist. Alle Klänge im Universum haben einen Ursprung, einen Zeitabschnitt der Betonung und einen des Ausklangs. Deshalb sagen wir, dass Om die Wurzel aller Sprachen sei, allen Sprechens, aller Mantras, die Wurzel von allem. Dieses Om wird als heiliges Wort mit spiritueller Kraft betrachtet.

Wie bekommen Worte Kraft? Abhängig davon, wie man ein Wort auffasst, wird es positiv oder negativ, gut oder schlecht. Genauso hat Om – abgesehen von seiner eigenen inneren Herrlichkeit als Grundlage aller Töne – auch eine ganze Menge Bedeutungen erhalten. Das ist so, weil Millionen Yogis es gesungen, darüber meditiert und ihm Bedeutung gegeben haben. Und hier spielt die Tatsache eine Rolle, dass, wenn du diesen Klang wiederholst, gewisse Nadis vibrieren. Wenn zum Beispiel dicke Luft im Büro ist und jemand wütend wird, erzeugt die Wiederholung von Om sofort eine Atmosphäre von Frieden und Harmonie. Diese besondere Klangschwingung übt einen wunderbar beruhigenden Einfluss auf die Nadis oder Nerven aus. Jeder Buchstabe jeden Mantras setzt besondere psychische Kräfte im Körper frei. Gleichzeitig kommt der Yogi mit der Kraft in Berührung, die Millionen andere Yogis dem Mantra seither hinzugefügt haben. Fortgesetzte Wiederholung des Om setzt diese Energie in dir frei und eine andere Person kann sie durch ähnliches Singen ebenfalls empfangen.

6.7 Das Bewusstsein durch Om reinigen

Wir verwenden also die heilige Formel Om, um das Bewusstsein zu kontrollieren. Wir versuchen nicht, alles über Chitta zu verstehen. Alles was wir versuchen, ist die Om-Schwingung und das Bhavana *(bhāvanā)* von Om in das Chitta fließen zu lassen. Durch ständige Wiederholung *(japa)* und durch das Gefühl (Bhavana) ist es mög-
lich, das gesamte Bewusstsein in Om umzuwandeln.

Das ist die Herrlichkeit von Om. Durch ständiges Wiederholen dieses Mantras erzeugen wir eine wunderbare spirituelle Kraft, die alles Schlechte in uns vernichtet. Aber Patañjali bittet uns, Om nicht nur zu wiederholen, sondern dabei in die Bedeutung des Om einzutreten. Beides ist notwendig: Übe die Wiederholung eines Namens von Gott oder eines Mantra, aber sei dir dabei ständig der Bedeutung des Mantras bewusst. Denn ohne das dadurch erzeugte Gefühl wird nichts Wesentliches passieren. Nur das Erkennen der Bedeutung von Om *(artha-bhāvana)* kann die Kraft oder Wirkung erzeugen. Om muss dich sofort daran erinnern: *Gott ist da. Er ist unendlich, vollkommen, der Schöpfer, Erhalter, Zerstörer. Er ist alles.* Dieser Gedanke muss sich in Chitta fortsetzen. Dieses Om kannst du auch als Schlüssel betrachten, mit dem du deinen bewussten Verstand öffnest. Es ist dieser bewusste Verstand, der deinen Zugang zum unbewussten Verstand blockiert: Wir wissen nicht, was der unbewusste Verstand ist, solange der bewusste Verstand darauf sitzt. Aber in unseren Meditationen mit Om sehen wir ja, dass der bewusste Verstand aufhört zu arbeiten. Er öffnet sich und wir können in den unbewussten Verstand hinabsteigen. Dort beginnen wir zu erkennen (das ist dann kein bloßes Denken mehr, weil Bhavana immer mit Chitta verbunden ist): *Gott ist. Er ist unendlich* und so weiter.

Der menschliche Geist ist dann wie ein Kristall. Stellen wir Gott vor ihn hin, wird das ganze Bewusstsein in Gott verwandelt (s. Kap.7.1). Jedes Mal wenn du dich deinem Geist zuwendest, fühlst du die Gegenwart Gottes in dir.

Patañjali stellt uns als Segen unserer Meditation über Om folgendes in Aussicht: *Du wirst deine Seele erkennen und alle Hindernisse werden beseitigt sein.*

Das ist nachvollziehbar. Der bewusste Verstand wird friedvoll. Und die Wiederholung von Om und das Bhavana reinigen das Herz. Was bleibt dann übrig? Die Seele. Und dann kannst du sie *sehen.*

6.8 Den kleinen in den großen Gott werfen

Aber das Ego-Denken ist immer da und es ist sehr stark. Das Ich-Empfinden verschwindet nicht durch bloßes Wünschen, weil wir auf verschiedene Weisen ständig ermutigt werden, diese Trennung aufrechtzuerhalten. Gott ist dort und du bist hier, und du sitzt hier und betest diesen Gott an. Oder du setzt dich hin und meditierst über Gott – indem du *über* oder *auf* Gott sitzt. Oder du sitzt und stellst dir Gott in deinem Herzen vor; plötzlich wird Gott so klein, dass Er in deinem Herzen Platz hat. Doch diese Techniken, wie beispielsweise sich Gott im eigenen Herzen vorzustellen, sind uns bloß als Übung gegeben worden. In diesem Zusammenhang dient das Herz einfach als Konzentrationspunkt. Im übrigen ist nicht das körperliche Herz gemeint, sondern das geistige Herz, das Bewusstsein ist (s. Kap.7). Dir die Gegenwart Gottes in deinem Herzen vorzustellen bedeutet, dass du dir Gott als grenzenloses Sein vergegenwärtigen sollst. – Doch das wird üblicherweise nicht so erklärt. Wir sollen uns vielmehr einen kleinen Gott von der Größe des Daumens eines neugeborenen Kindes vorstellen, ein sehr hübsches und gefälliges kleines Bild, das als Konzentrationshilfe dient. Deine Aufmerksamkeit ist auf eine Million Dinge in dieser Welt verteilt, und um die Strahlen des Geistes zu sammeln, wird diese kleine Übung vorgeschlagen. Damit ist aber nicht gemeint, dass dies allein zur Gott-Verwirklichung führt. Das bringt Krishna in der Bhagavad Gītā besonders schön zum Ausdruck:

mayy āveśya mano ye māṁ nityayuktā upāsate (XII-2)
Die Mich – ganz in Mich versenkt – andächtig verehren...

Krishna sagt uns hier: *Versuche nicht, Mich in dein Herz zu zwängen. Du bist ein winzig kleines Geschöpf und Ich bin unendlich.* Anstatt also zu versuchen, Gott in dein Herz eintreten zu lassen, geh selbst in Gott ein.

Ich schlage folgende Technik vor: Beginne mit diesem kleinen Bild im Herzen, weil es dir hilft, deine Aufmerksamkeit in einem Punkt zu bündeln und deinen Geist zu konzentrieren. Nähere dich dann der göttlichen Gegenwart mehr und mehr, bis sie dein ganzes Sein erfüllt und du zu spüren beginnst: *Gott, du allein existierst, nicht ich!* Da ist kein Raum mehr für ein Ich. Mit deinem Herzen, deiner Seele, mit deinem ganzen Sein gehst du in diese Gegenwart ein. Und dann beginnst du zu spüren, dass wir alle in diesem Gott sind, der alles durchdringt.

Wir sind alle in Ihm. Nur wenn das zu einer direkten Erkenntnis wird, sind wir über den Berg. Erst dann sind wir von der Möglichkeit befreit, dass etwas Schlechtes in uns aufsteigen kann. Erst wenn sich diese unmittelbare Erkenntnis der kosmischen Einheit einstellt, des kosmischen Seins, dessen Zellen wir sind (und diese Zellen werden Seelen genannt), leben wir und erst dann lieben wir. Erst dann werden wir wissen, was wir miteinander tun sollen: einander lieben oder uns gegenseitig zerstören; uns dienen oder uns ignorieren.

Wenn du die direkte Erkenntnis des Unendlichen erlangst und erfasst, dass nur Gott existiert (oder das, was existiert, Gott ist) und wir lediglich Zellen in diesem kosmischen Sein sind, dann ist Reinheit in unseren Beziehungen; es gibt keine Vorstellung mehr von uns selbst. Das Bild, das wir von uns selbst hatten, ist verschwunden, weil wir ein unauflöslicher Teil im kosmischen Sein sind. Das ist Gottesliebe. Um dahin zu gelangen, rät uns Krishna: *Die Mich – ganz in Mich versenkt – andächtig verehren...*

Bleibe auf diese Weise stets mit dem kosmischen Sein vereint. Dann bist du der größte der Yogis.

6.9 Tugend planvoll entwickeln

Und dann gibt es noch eine andere Methode und die ist, tugendhafte Eigenschaften zu entwickeln. Ein tugendhafter Mensch ist immer friedlich. Wenn wir Gutes tun, werden wir mental nicht gestört. Wenn wir nur ans Schlechte denken, sind wir schon verstört. Aber große schlechte Eigenschaften wie Lust, Ärger, Gier, Eitelkeit und Eifersucht verursachen eine gewaltige Ablenkung des Geistes. Deshalb brauchst du einen Plan, an dem du arbeiten kannst: Welche Tugend entwickelst du gerade? Und als nächstes: Welche schlechte Eigenschaft versuchst du gerade auszumerzen? Beides zusammen wird uns helfen. Es gibt aber eine menschliche Neigung dazu, große Entschlüsse zu fassen, sie ein paar Tage lang umzusetzen und dann das Ziel kühl fallen zu lassen. Um das zu vermeiden, gibt uns unser Meister einen unbezahlbaren Begleiter an die Hand – ein spirituelles Tagebuch. Für wirklichen, natürlichen, unspektakulären Fortschritt bedarf es hier allerdings unverfälschter Ehrlichkeit zu sich selbst.

6.10 Der starke Mann

Den Dieb in einen Diener verwandeln

Im Yoga gibt es eine weitere Methode: Nirodha Parinama *(nirodha parināma)*. Angenommen ich bin ein übellauniger Kerl und möchte das loswerden. Ich sollte die schlechte Eigenschaft jetzt aber weder unterdrücken noch ausleben. Das scheint verwirrend zu sein. Öffne die Tür, aber erlaube dem Besucher nicht einzutreten – das ist Nirodha Parinama. Angenommen ein Dieb betritt das Haus. Zum Glück wachst du auf und siehst ihn hereinkommen – und du selbst bist stark. Sobald er eintritt, machst du ihn dingfest und er sagt zu dir: *Schlag mich nicht. Ich will dein Diener werden. Ich habe Hunger und bin arm. Deshalb kam ich zum Stehlen. Ich will dein Diener sein. Ich bin ab jetzt kein Dieb mehr. Bitte nimm mich als deinen Diener an.* Der gleiche Geist, die gleiche Energie und Intelligenz werden für etwas Gutes eingesetzt, wie Krishna sagt: *Derjenige, der hier und jetzt fähig ist, aus der Kraft eines Wunsches oder des Zorns Nutzen zu ziehen und sie zu läutern, der fähig ist, all das auf Gott zu richten, ist ein Yogi.*

Wo steigt Wut auf? In deinem Gemüt, mit Hilfe deiner eigenen Energie. Im Yoga gibt es keinen Teufel, auch der Geist ist kein Satan, die Gedankenwellen sind lediglich Störungen, die Schmerz verursachen. Der Geist ist nur eine Spiegelung von Gott. Ein Wunsch ist Energie. Nimm sie und nutze sie. Das bedeutet Beherrschung des Geistes. Wie konnte der Dieb ein Diener werden? Der Besitzer stand am Eingang, das ist die erste Tatsache. Die zweite ist: Der Besitzer war stärker als der Dieb. Wäre er schwächer gewesen, dann hätte der Dieb ihn niedergeschlagen und der Verlust wäre doppelt so groß gewesen. Der Besitzer trainierte seine Kraft, bevor der Dieb kam, er entwickelte eine Tugend. Wenn Zorn im Herzen aufsteigt und der starke Mann nach oben kommt, wird der Zorn zusammenbrechen und bitten, ein Diener zu werden.

Negative Gedankenwellen ersetzen

Wenn die Störung von außen kommt, dann verstärke den entgegengesetzten Eindruck. Wie? Durch Gewöhnung. Moderne Psychologen sagen dasselbe. Das ist das einfachste Gesetz, das im Yoga ausgesprochen wird. Wenn ich eine schlechte Gewohnheit habe und darum weiß, muss ich zwei Dinge tun: Eine gute Gewohnheit pflegen. Wie? Wenn ich beispielsweise ein zorniger Mensch bin, entwickle ich Liebe und drücke sie so oft wie möglich aus. Ich muss sie manifestieren. Dann wird der innere Mensch stark. Wiederholung wird zur Stärke. Eine gute Gewohnheit kann durch Wiederholen guter Taten geformt werden. Und dann wird die gute Gewohnheit noch stärker. Manche sagen: Ich kann das nicht machen, weil ich es nicht gewöhnt bin. Aber wie ist diese Gewohnheit entstanden? Dadurch dass etwas einmal getan und dann wiederholt wurde.

Tue also das Richtige und wiederhole es. Der starke Mann war rechtzeitig am Eingang, als der Dieb kam. Angenommen, du möchtest das Fleischessen aufgeben. Als erstes baust du Liebe auf. Jeden Morgen stellst du dir vor, wie Tiere geschlachtet werden. Trotzdem kann die Gewohnheit stark sein und immer wieder kommen und an deine Tür klopfen. Möglicherweise wirst du trotz deiner Liebe aufgrund der alten Gewohnheit gezwungen sein, wieder Fleisch zu essen. Was der Yogi und der Psychologe in diesem Fall sagen, ist Folgendes: Setze dich vor das Fleisch und erkläre: *Das ist nicht gut, aber meine Zunge und mein Gemüt mögen es. Ich werde es essen. Es ist nicht gut, aber ich mag es.* Wenn du diesen Vorgang nicht wiederholst, wirst du die schlechte Gewohnheit niemals überwinden. Mag sein, dass du weitere sechs Jahre Fleisch isst, aber jedes Mal sagst du: *Es ist nicht gut.* Wenn der Geist sagt, *es ist gut*, akzeptierst du es und kannst es deshalb nicht überwinden. Wenn du aber sagst – *Was soll denn gut daran sein zu erklären: Es ist nicht gut* – dann vertreibst du den starken Mann von der Eingangstür. Und nur wenn ein Mensch stark ist und einen Dieb trifft, wird jener sich fügen. Du musst der schlechten Eigenschaft, die du loswerden willst, ins Auge sehen. Wenn du diese zwei Prinzipien übernimmst, entwickelst du Nirodha Samskara *(nirodha saṁskara)*. Dann wird sich dein Geist selbsttätig einer Umwandlung unterziehen: Das nennt man *Nirodha parinama.* Das wird natürlich Zeit brauchen.

Wenn du den Lauf eines Flusses ändern möchtest, wirst du nicht das Ufer dieses Flusses einreißen oder seinen Lauf blockieren. Zuerst wirst du ein anderes Flussbett vorbereiten. Wenn es bereit ist, wirst du den Lauf ganz leicht in dieses Flussbett lenken. Genauso muss die gute Gewohnheit geformt werden, auch wenn die schlechte Eigenschaft präsent ist und wirkt. Wenn die Zeit kommt, ist alles, was du zu tun brauchst, die schlechte Eigenschaft einfach wegzuwischen, aber zugleich ist die parallele gute Eigenschaft stark und tief genug, damit das Wasser ihrer psychischen Energie sanft und ohne irgendeine Unstimmigkeit oder Unterbrechung ins Gute fließen kann.

Wenn wir an einen Gegenstand des Vergnügens denken, wird der Geist selbst in diesen Gegenstand umgewandelt. Daran zu denken bedeutet, eine Gewohnheit zu bilden. Wenn man also ständig ans Gegenteil denkt, findet eine umgekehrte Wandlung statt. Wenn wir Wut kontrollieren wollen, meditieren wir über Liebe und Geduld und pflegen sie. Durch diese Methode wird die Gedankenwelle, die du loswerden willst, beseitigt.

Positive Gedankenwellen beseitigen

Lass uns aber nicht den Fehler begehen zu glauben, dass diese Techniken nur dazu da sind, die schlechten Gewohnheiten loszuwerden. Der gesamte Yoga gründet auf dieser einen Idee: *Alle* Gedankenwellen müssen beseitigt werden. Also nicht nur schlechte Gedanken. Nur wenn *alle* Gedanken beseitigt worden sind, wird Gott sich offenbaren. Selbst gute Gewohnheiten müssen also verschwinden. Wenn das nicht geschieht, wirst du ein Sklave der guten Gewohnheiten. Angenommen ein Stück Glas ist in deinen Magen gelangt, eine Zange wird in den Magen geführt und das Glasstück entfernt; kannst du dann sagen: *Diese Zange hat mir geholfen, lassen wir sie also im Magen?* Ein guter Gedanke oder eine gute Gewohnheit ist besser als eine schlechte. Um aber in Samadhi zu gelangen, müssen beide verschwinden. Nur dann werden wir vollkommen. Vritti nirodha (*vṛtti nirodhaḥ)* bedeutet, alle Gedankenwellen, die guten und die schlechten, zu entfernen. Wenn ein guter Gedanke aufsteigt, gib ihm einen Klaps und lege ihn flach – wenn ein schlechter Gedanken kommt, gib ihm einen Klaps und lege ihn flach.

Es ist eine der grundlegenden Lehren des Yoga, dass es nicht ausreicht, ein guter Mensch zu sein, obwohl das besser ist, als ein Teufel zu sein. Denn angenommen du bist eine wundervolle Person, du hast allen gedient und eine Menge Gutes getan. Was wird dir dann geschehen? Du wirst in den Himmel kommen und dort für lange Zeit leben. Du kannst anstelle von Tee Nektar trinken und du kannst goldene Mangos essen. Nach drei Monaten hast du dich daran gewöhnt und all diese wunderbaren Dinge werden dir keine Freude mehr bereiten. Ob Vergnügen oder Schmerz – nach einer kleinen Weile werden wir uns daran gewöhnt haben. Wir wollen also keinen Himmel, der nur sechs Monate Freude gibt, und dann hast du es satt. Die Bhagavad Gītā sagt, wenn das Gleichgewicht hergestellt oder das Verdienst einmal erschöpft ist, kehren wir zur sterblichen Welt zurück. Du musst Gut und Böse überschreiten.

Wir sagen für gewöhnlich, dass Gott gut ist, beispielsweise *Gott ist barmherzig.* Man sieht so viel Böses und Elend überall und fragt: *Nimmt Gott das alles hin?* Wir erfahren auch in uns Elend und Böses. Um die falsche Vorstellung zu beseitigen, bleiben wir bei der richtigen Vorstellung, dass Gott Güte und so weiter ist. Denke mit offenen oder geschlossenen Augen an Gott und für gewöhnlich hast du ein Bild von Gott vor dir. Wenn dieses Bild als ein Idol immer bei dir bleibt, dann versuche selbst das (nicht jetzt, später!) zu beseitigen. Versuche selbst diese eine Gedankenwelle zu beseitigen und beobachte, ob dein Geist bewusst bleiben kann – ohne diese Gedankenwelle. Wenn du das jetzt ausprobierst, wirst du einschlafen, aber du kannst es später tun.

Die *Zen*-Buddhisten haben eine wundervolle Methode, auf der ihr ganzer Yoga beruht: den ständigen Umgang mit Paradoxen und Widersprüchen. Auch in der indischen Philosophie ist das so. Wenn du fragst: *Ist Gott Frieden oder besitzt Gott Frieden?,* dann wirst du sagen, *Gott ist Frieden.* Darauf antworte ich, *nein, nein: Gott* hat *Frieden.* Wenn jemand anderes sagt, *Gott besitzt Frieden als eine Eigenschaft*, sage ich*: Nein, Gott* ist *Frieden.* Weißt du warum? Weil Gott jenseits all dieser Beschreibungen ist. Du kannst Ihn nicht als Person oder als Nicht-Person beschreiben. In der Stille, die durch den Widerspruch entstand, wirst du Gott erkennen. Die *Zen*-Buddhisten haben das, was man *koans* nennt. Was immer du sagst, dein Gegenüber behauptet das Gegenteil. In schierer Verwirrung und Verwunderung hört dein Geist auf zu denken – und du berührst Yoga. Das ist einer der wirksamsten Wege, um alle Gedankenwellen zu beseitigen.

Obwohl richtiges Wissen gut ist, muss auch das beseitigt werden. Mit richtigem Wissen beseitigst du falsches Wissen und dann wirfst du beides in Samadhi weg. Durch richtige Vorstellungen beseitigst du falsche Vorstellungen und wirfst beide in Samadhi weg.

6.11 Nur das Bedingungslose

Gerade dann, wenn man durch die Technik des gegenteiligen Eindrucks das Stadium des Bedingungslosen erreicht hat, erscheint alles andere als Problem. Das ist allerdings kein krankhafter Zustand, sondern nur die Anerkennung einer Tatsache, die als der notwendige Stachel wirkt, um den Yogi im Bedingungslosen zu verankern.

Wenn du das verstehst, wirst du auch verstehen, warum Yoga sagt: *Das ganze Leben und alles, was damit zusammenhängt, ist für den Weisen schmerzhaft.* In den Worten der Upanishaden *(upanishad): Das Bedingungslose allein ist Glückseligkeit, es gibt kein Glück in der bedingten Existenz.*

6.12 Loslösung

Da ist noch etwas: Das besondere Ziel im Yoga ist die Befreiung (*kaivalya*). Dies wird auch mit Isolation übersetzt, das heißt, nur als Gott zu verbleiben und nicht in all diese Aktivitäten verwickelt zu sein. Das bedeutet nicht etwa Faulheit, denn was ist die Natur Gottes (Prakriti, *prakṛti)*? Dieser Körper und dieser Geist sind ebenfalls Teil der Natur Gottes. Nicht einmal damit werde ich mich identifizieren. Sie dürfen ruhig an allen Aktivitäten der Welt teilnehmen, aber ich, der Beobachter (Purusha, *puruṣa)*, habe mich nicht nur von der Welt gelöst, sondern auch von diesem Körper und diesem Geist. Ich beobachte das Ganze immer friedlich, sogar das, was dieser Geist denkt und dieser Körper tut. Das bedeutet Trennung, Loslösung, die der Yogi erfährt – durch die Gnade Gottes.

Das ist der Prozess des Yoga. Durch diese gesamte Praxis erlangst du höchste Meisterschaft.

6.13 Mein Gebet

Du solltest auch ein Tagebuch für deinen Alltag haben und dabei bleiben. Du solltest aufschreiben, wie viel Fortschritt du machst – um wie viel weniger zornig du heute warst und um wie viel liebevoller und wie rein dein Herz jetzt ist. Dann wird der Fortschritt extrem schnell sein.

Das ist mein Gebet für dich: *Bitte verwirkliche Gott. Du musst von Leiden und Elend frei sein und du sollst nicht nur an die unvergängliche Wirklichkeit glauben, sondern du musst sie verwirklichen.* Nur dann wirst du für immer friedlich und für immer glücklich sein. Das ist das einzige Gebet zu Gott, mit dem ich hierher kam, mit dem ich Gott in dir gedient habe, und das ist auch mein letztes Gebet an Gott.

Das besondere Ziel im Yoga ist die Befreiung *(Kaivalya)*. Du musst die unvergängliche Wirklichkeit *verwirklichen.*

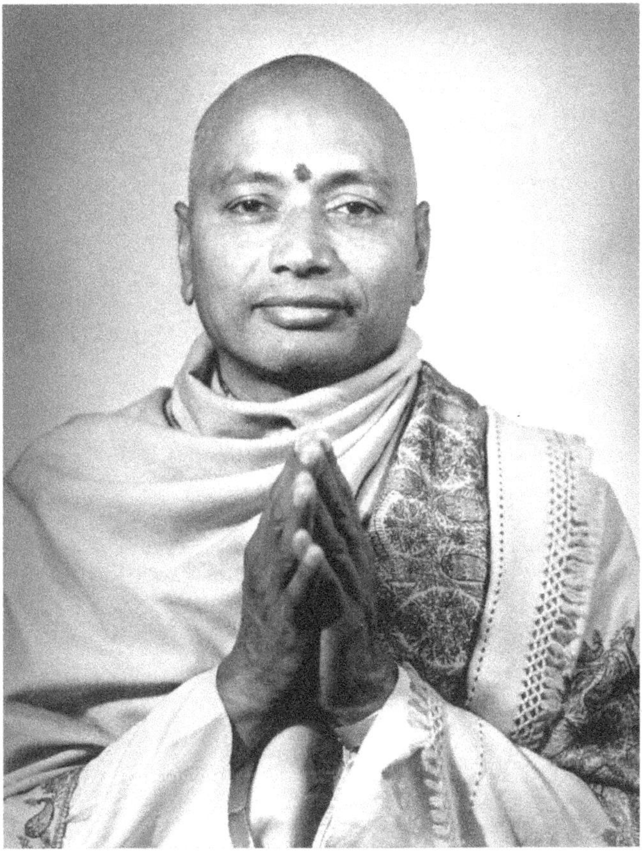

Das ist das einzige Gebet zu Gott, mit dem ich hierher kam: *Bitte verwirkliche Gott.*

Wenn du das Herz (Chitta) mit einem Ozean vergleichst, ist jedes Individuum eine Welle in diesem Ozean. Nachdem du dich fortgesetzt mit einer Welle identifiziert hast, glaubst du, dieses Individuum sei das Ganze. Diese Vereinzelung ist es, die alle Probleme gebracht hat und die Identifikation mit der Gedankenwelle (Vritti) ist, was die Vereinzelung verursacht hat. Wenn du sagst, meine Hand ist schmutzig, bestraft die Hand die Zunge nicht für diese Bemerkung. Aber du wirst wütend, wenn dich jemand Idiot nennt.

7

Das Bewusstseinsfeld

7.1 *Substanz des Herzens*

Eine Art Kristallkugel

Ich muss mir jeden Tag intensiv der Aggression in mir bewusst werden, die immer nach einem Anlass sucht. Jeden Tag fahre ich fort, einen neuen Vorwand zu finden, dieser Gewalt in mir ein Ventil zu verschaffen. Sie ist nicht nur in mir, sie ist ich selbst. Ich muss mir dieser Tatsache ganz bewusst werden. Das ist der Ausgangspunkt von Meditation überhaupt. Alle Atemtechniken und Gebete sind dabei nur Hilfen, wenn auch wichtige. Ich muss wissen, wie ich den Geist nach innen wenden kann. Ich muss wissen, wie es sich anfühlt, nach innen zu schauen.

Um die innere Persönlichkeit zu entdecken, muss ich zuerst einmal den Deckmantel kennen, der sie verhüllt und der nicht so schön ist, sogar bestialisch. Doch schäme ich mich nicht dafür, da er ja ein Teil von mir ist. Diese Gewalt oder was auch immer es ist, das ich da gesehen habe, ist eine Decke, die ich anheben muss, um zu wissen, woraus Gewalt besteht. Ich muss den Stoff, aus dem Gewalt gemacht ist, erkennen. Erst so erlange ich auch die Fähigkeit, die Substanz meines Gemüts ins Auge zu fassen, und wenn ich diese Gewalt anschaue, weiß ich, woraus sie besteht. Doch ist das wieder so etwas aus der Trickkiste. – Bevor ein Bomberpilot zum Abwurf startet, verabschiedet er sich von seiner Freundin. Sein Herz ist voller Liebe. Er ist von Kopf bis Fuß nur Liebe, und gleich darauf ist er bereit, Bomben abzuwerfen und alles was immer ihm ins Visier kommt zu töten. Wie kann das sein? In einer Minute bin ich voller Liebe und Zuneigung und in der nächsten ballere ich los.

Geschehen diese Verwandlungen in mir oder ändere ich mich von einem Moment auf den anderen? In einer Minute bin ich Liebe, dann bin ich Eifersucht, in der nächsten Minute Hass.

Bin ich jedoch erst einmal fähig, nach innen zu schauen und diese Decke näher zu betrachten, habe ich die wundervollste Wahrheit entdeckt – dass der Geist ein Einziger ist, und diese eine Substanz einem ständigen Wandel unterliegt.[1]

---

1 Im Sinn des Raja-Yoga von Patañjali ist Chitta die psychsche Qualität der Gesamtheit seiner vier Instrumente (s. Kap.7.2).

Diese psychische Substanz lässt sich mit einer Kristallkugel vergleichen, die sich zornrot färbt, wenn eine rote Blume daneben gelegt wird. Man kann nicht gut sagen, dass die Kugel rot oder nicht rot sei. Die Kristallkugel ist auch nicht plötzlich rot geworden; in Wirklichkeit hat sie keine Veränderung erfahren, aber dennoch sieht sie rot aus.

Psychisches Herz

Chitta ist, was der Sprachgebrauch allgemein als *das Herz* bezeichnet, wenn wir sagen: *Mir wird es warm ums Herz* oder *mit schwerem Herzen* oder dass wir etwas *leichten Herzens* tun, dass etwas *Herzschmerz bereitet* oder *ungemütlich* ist. Von daher wissen wir, dass wir uns nicht auf das physische, sondern auf das psychische Herz beziehen – das ist Chitta. Deshalb berührt ein Inder, wenn er sagt, *mein Verstand funktioniert nicht richtig*, seinen Kopf, und wenn er sagt, *mein Chitta ist aufgewühlt*, sein Herz oder seine Brust.

Angenommen deine Augen sind offen und sehen etwas vor dir sitzen und ein Gedanke steigt in dir auf: *Das ist ein Kaminfeger*. Jemand anderes mag zum Beispiel denken: *Das ist ein Mann* oder *er ist ein Inder* oder *er ist ein netter Mensch* oder *er ist kein netter Mann.* Wie geschieht das alles? Ein völlig blinder Mensch würde keinen Kaminfeger sehen. Was macht dich sehend? Deine Augen, der Sehnerv und das spezielle Gehirnzentrum. Aber im Nervenkomplex des Sehvermögens befindet sich kein Kaminfeger, dort sind nur Lichtwellen, Schwingungen. Wo und wie werden diese Empfindungen oder Schwingungen als *er ist ein Kaminfeger* entschlüsselt? Der Stoff, aus dem die Empfindungen ihrer wesentlichen Natur nach gemacht sind, ist das Herz (Chitta). All das sind aber nur Worte. Das Herz kann nicht von deinem Geist erfasst werden, egal wie großartig du bist. Um dies zu erkennen, musst du es hier und jetzt erfahren – Bewusstes und Unbewusstes.

Dieses Chitta[2] – wir können es in zehn Jahren nicht beschreiben – enthält die Eindrücke (Samskaras, *saṁskāra)* der gesamten Vergangenheit, von dem Tag an als du und ich Steine waren, bis heute. Das ist einer der Gründe, warum du, wenn du jemanden siehst, sagst: *Ich mag ihn* oder *Ich hasse ihn.* Aber warum sollte ich ihn mögen? Es gibt keinen Grund außer dem: Eine Verbindung aus irgendeiner früheren Inkarnation wurde erneuert. Dieses Chitta kann niemand analysieren oder richtig kennen. Zwischen diesem Chitta und dem bewussten Verstand *(manas)* besteht folgender Unterschied: Angenommen die Tiefe des Indischen Ozeans beträgt 8.000 Meter und seine Wellen spielen auf einem halben Meter. Letztere sind deine bewusste Intelligenz. Der Rest ist Chitta.

---

2 Hier gibt der Autor diesem Begriff auch die Bedeutung des Unbewussten – des Gedächtnisspeichers – als einem der vier Teile des Geistes.

7.2 Bewegungen des Herzens

Im Treibsand der Gedanken

Es ist nicht schwer zu erkennen, dass unsere grundlegenden Probleme aus dem Ich entstehen. Gott scheint nicht in unser Leben zu treten, um Glück oder Unglück zu verursachen. Wenn wir das Ich, das endlose Probleme schafft, verstehen könnten, wäre es uns möglich, über allem Kummer zu stehen, weil das, was sowohl den Grund wie auch die Erfahrung von Kummer bildet, das Ich oder der menschliche Geist ist. Vielleicht ist *menschlicher Geist* nur ein Wort und tatsächlich erschafft er nicht den Kummer, sondern den Gedanken des Kummers. Dieser Kummer ist nur ein Gedanke, aber einmal projiziert nährt sich der Geist davon und wird immer unglücklicher. Für ein menschliches Wesen ist das die unwürdigste Art, sein Leben zu leben.

Wenn der Kummer nur ein Gedanke ist, können wir ihn dann wegwischen? Ohne dass wir seinen Ursprung finden, können wir nicht damit umgehen. Können wir ihn manipulieren? Womit? Können wir ihn in Drogen oder Alkohol ertränken? Er wird nur noch stärker hochkommen. Wenn wir ihn zudecken oder maskieren, wird er nur noch schlechter riechen. Wir sind offenbar in die Falle gegangen. Einmal im Treibsand versunken ist es unmöglich wieder herauszukommen.

Die Zündkerze im Kopf

Jeder von euch weiß, was eine Zündkerze ist und wie sie im Motor zündet. Das ist es, was geschieht, wenn eine Gedankenwelle in dir aufsteigt. Weißt du, wie oft eine solche Zündkerze zündet? Tausende von Malen in der Minute. Auf dieselbe Weise werden im Geist jede Minute Tausende von Funken gezündet. Wenn du eine Idee davon haben möchtest, was eine Gedankenwelle ist – jeder Funke ist eine Gedankenwelle. Einige von ihnen sind richtiges Wissen, einige falsches, einige von ihnen sind bloße Vorstellungen. Jeder Gedanke stimuliert einige besondere Zellen im Gehirn. Und wenn der Funke ein bestimmtes Zentrum im Gehirn entzündet, funktioniert es in besonderer Weise.

Im Yoga werden alle Gedankenwellen in fünf Kategorien unterteilt. Sie können erfreulich oder unerfreulich sein. Wir sind deshalb zwar nicht gleich beunruhigt, das ändert aber nichts an der Richtigkeit ihrer Einordnung. Du kannst alle Gedanken der Welt analysieren und alle können in einer der fünf folgenden Kategorien eingeordnet werden: richtiges Wissen, falsches Wissen, Vorstellung, Schlaf und Gedächtnis.

Das Spiel der vier inneren Instrumente

Der menschliche Geist wird im Yoga in vier Teile unterschieden – Manas, Chitta, Buddhi *(buddhi)* und Ahamkara *(ahaṁkāra)*. Diese vier werden Antaḥkaraṇa (das Zusammenspiel der vier inneren Instrumente) genannt. Genauso wie etwa die Hände und Füße die äußeren Instrumente des Körpers bilden, sind diese vier das innere Instrument. – Hier ist ein Gegenstand: Wenn er vor mich gehalten wird, fällt zuerst Licht darauf und die Strahlen erreichen mein Auge, das Sinnesorgan. Das Auge weiß nicht, dass es eine Armbanduhr ist: Es sieht nur das. Diese Schwingungen oder Reize werden zu Manas oder dem Verstand getragen. Der Verstand ist nur ein koordinierendes Instrument. Die Sinne, der Tastsinn, der Gesichtssinn und das Hören werden alle vom Verstand koordiniert.

Dann (es ist wie auf einem Polizeirevier, wo der Polizist die Berichte zusammenstellt und an die Spezialabteilung schickt) gibt der Verstand seine gesammelten Hinweise an das Chitta weiter – Das sind die Daten: Was ist dieses Ding? Chitta sagt: Aha, das ist eine Armbanduhr. Dasselbe geschieht, wenn die Spezialabteilung der Polizei, die alle vorhergehenden Berichte hat, erklärt: Dieser Mann ist ein Dieb. Auch dieser Bericht ist unpersönlich und alogisch – es gibt nichts Schlechtes oder Gutes: Das ist eine Armbanduhr. Das ist alles.

Das Ganze geht nun an Buddhi in der Großhirnrinde zurück. Buddhi sagt: Das wurde mir vom Meister gegeben. Es ist ein heiliger Gegenstand, er zeigt die Uhrzeit richtig an. Oder: Das ist zuviel Luxus für einen Mönch. Buddhi ist das, was zwischen gut und schlecht, richtig und falsch unterscheidet. Selbst hier ist es nur wie beim hohen Beamten, der sein Empfehlungsschreiben verfasst.

Das Ganze wird nun wieder zu Ahamkara, dem Ich, befördert. Allgemein deuten wir, wenn wir sagen, er hat seinen Verstand verloren, auf unseren Kopf. Wenn wir aber Ich sagen, deuten wir auf unsere Brust. Es ist diese Kraft, die entscheidet, genauso wie ein Minister oder Präsident Aufträge weitergibt.

Weil das Ganze im Bruchteil einer Sekunde stattfindet, sind wir uns dessen nicht bewusst. Wir sind wie der Motor eines Autos: Wenn du auf den Anlasser drückst, bewegt sich der Motor tausendmal in der Minute. Das Gleiche geschieht im Zusammenspiel der vier inneren Instrumente.

Durch Ausübung des Yoga muss dieser ganze Vorgang unter Kontrolle gebracht werden.

7.3 Das Aufsteigen der Unwissenheit

Der Verstand, der die Wunde verursacht

Vritti ist dieses Verstehen, das misst, abwägt, das Wellenspiel des Bewusstseins, das was Begreifen erst ermöglicht. Der Verstand hat eine außergewöhnliche Fähigkeit: Er speichert das als Erinnerung, als Erfahrung und Ausdruck, was ihm Eindruck macht, und das entstellt dann tragischerweise gänzlich das reine Wirken der Intelligenz, die allem Leben innewohnt. Das Erinnerungsvermögen hat sein eigenes bestimmtes Wirkungsfeld. (Wenn du ihm aber erlaubst, sich in dein Leben und deine Beziehungen einzumischen, ist es zerstörerisch.)

Es ist der Geist, der eine Erfahrung *Vergnügen* nennt und ihr nachläuft. Wenn ich diese Erfahrung jetzt aber nur im Geist stattfinden lasse, sehe ich, was da alles abläuft und wozu es führt.

Wenn ich mich beim Genießen eines bestimmten Gegenstands entscheide, dass die Sache Spaß macht, dann hinterlässt diese Erfahrung einen Eindruck im Gemüt. Man nennt ihn im Sanskrit Samskara (*saṁskāra*). Auf deutsch lässt er sich gut mit dem Wort *Narbe* beschreiben – eine *Narbe* hat sich gebildet. Wenn der Geist also etwas als Vergnügen betrachtet, dann schafft bereits diese Einschätzung das Klima für eine Prägung oder einen Eindruck.

Der Moment der Dunkelheit

Können wir durchs Leben gehen, ohne dass der Geist Erfahrungen als vergnüglich oder unangenehm einstuft? Das Leben verfügt über seinen eigenen Erfahrungsschatz und die Sinne agieren und reagieren auf diese Gegenstände und Erfahrungen in ganz natürlicher Art und Weise. Ein Stück Schokolade liegt auf deiner Zunge, dir läuft das Wasser im Mund zusammen und die Schokolade schmilzt darin und wird vertilgt. Wenn du aber ein zu heißes Curry oder eine heiße Kartoffel in den Mund nimmst, dann sind sie schnell wieder draußen. Bei diesen beiden Erfahrungen ist keine Urteilsfindung nötig, auch keine Einschätzung; der Geist oder das mentale Denken setzt erst später ein, nicht unbedingt erst nach einer halben Stunde, sondern vielleicht schon nach einer fünfhundertstel Sekunde, und deshalb glauben wir, das Denken sei unmittelbar aufgekommen. Wenn du aber sehr genau beobachtest, dann bemerkst du, dass zwischen der Erfahrung und dem Erkennen dieser Erfahrung eine kleine Zeitlücke klafft, ein kurzer Moment der Dunkelheit, des Nichtwissens, des fehlenden Gewahrseins. Aus dieser Unbewusstheit heraus kommst du zu deinem Urteil *angenehm* oder *unangenehm*, *das mag ich nicht* und so fort.

Dieses sich Ausstrecken nach Erfahrung, das Erkennen einer Erfahrung als Vergnügen, all das kommt erst infolge der Unbewusstheit ins Spiel.

Ohne Nichtwissen keine Narbe

Wäre dieser Moment der Unwissenheit oder der Unbewusstheit nicht da, dann gäbe es keine folgende Erkenntnis von Vergnügen oder Schmerz. Würden wir diese Unwissenheit erst einmal meiden und innerlich erwachen, dann würden weder das Erkennen von etwas als Vergnügen noch die daraus folgenden *Eindrücke* und das Verlangen entstehen. Wäre diese Periode der Unwissenheit oder des Nichtgewahrseins nicht da, dann gäbe es keine folgende Erkenntnis von Vergnügen oder Schmerz, gäbe es keine Narbe *(saṁskāra)*.

Die Narbe, die das Verlangen weckt

Was ist die Ursache dessen, was wir schlechte Gedanken nennen, die in uns aufsteigen? Aggression ist enttäuschtes Verlangen. Wo Verlangen aufkommt, wird dieses Verlangen selbst zu Aggression, zu Gewalt und Hass. Der Gegenstand des Verlangens ist nicht die wirkliche Ursache des Verlangens – Verlangen steigt in mir selbst auf. Zuerst einmal gebe ich die Illusion auf, dass es eine äußere Ursache gibt, und dann beginne ich, die innere Ursache zu untersuchen.

Narben dieser Art können zu jucken anfangen, wenn beispielsweise ein Glas Champagner vor mir steht. Manchmal braucht man nur daran zu denken und die Narbe wird quicklebendig – ich muss es haben. Wenn keine Narbe vorhanden ist, gibt es auch kein Verlangen.

Das Verlangen, das die Wunde vertieft

Diese Narben oder Eindrücke *(saṁskāra)* sind ziemlich gefährlich. Ich kann zwar so reagieren, dass ich dabei ruhig, still und glücklich bleibe. Ich kann eine Beleidigung oder Ungerechtigkeit geduldig und ohne Reaktionen akzeptieren und damit ist der Fall erledigt. Es kann auch sein, dass meine Reaktion nicht so stark ist, dass sie einen Einfluss ausübt; trotzdem bleibt der Eindruck der riskante Teil davon, weil er nach Wiederholung verlangt. In dem Augenblick, in dem sich eine günstige

Situation ergibt, möchte sich der Eindruck erneut ausdrücken. Die Behauptung, ein Verlangen werde dadurch beseitigt, dass man es erfüllt, ist wohl nicht richtig, denn jedes Mal, wenn du die Erfahrung wiederholst, werden die Wunde tiefer und das Verlangen intensiver.

7.4 Geburt eines Ich[3]

Das Problem Wer denkt?

Wenn du dein Herz (Chitta) beobachtest, erkennst du, dass ständig Gedanken- und Gefühlswellen in dem Teil von ihm aufsteigen, in dem die Aufmerksamkeit gebündelt ist. Einige dieser Gedanken oder Ideen werden als angenehm, andere als unangenehm erachtet. Die angenehmen sind angenehm, weil du sie magst (und natürlich magst du sie, weil sie erfreulich sind), und die unangenehmen sind unangenehm, weil du sie nicht magst (und natürlich magst du sie nicht, weil sie unerfreulich sind). Ganz egal ob man sie als erfreulich oder unerfreulich, gut oder schlecht, hässlich oder schön betrachtet – sie alle sind Gedankenwellen, innere Bewegungen (Vṛittis).

---

3 Hier wird das vorgestellte *falsche* Ich beschrieben, das im Sanskrit als Ahamkara *(ahaṁkāra)* bezeichnet wird – der *Ich-Macher.* Es bildet eines der 4 Instrumente des psychischen Herzens (s. Kap.7.2).

Selbst Begriffe wie *Unwissenheit* und *Erleuchtung* sind Worte, die vom Geist erfunden wurden, um all das zu rechtfertigen. Das Unterteilen eines Phänomens in Wissen, Wille und Handlung (oder Bewusstsein, Energie und Materie) ist keine Tatsache, sondern das Ergebnis deiner eigenen mentalen Konditionierung. Du denkst, dass Eins drei geworden sei, und dann denkst du, dass *die drei* irgendwie doch *Eins* seien. Solange dieses Denken denkt, dass es denkt, wird es damit weitermachen, nämlich in Unterscheidungen zu denken – und dabei Gegensätze, Konflikte und Bedingungen, Glück und Unglück erschaffen, Furcht und Angst.

Du denkst, dass du unglücklich bist, und deshalb fühlst du dich unglücklich. Es stimmt, dass es kurzfristige Vorteile bringt, der Wahrheit ins Gesicht zu sehen, dass du unglücklich bist, weil du denkst, dass du unglücklich seist. Du verstehst auch, dass dieses Unglücklichsein nichts Wirkliches in sich selbst ist, sondern das Ergebnis deines Denkens. All die großen Bewegungen, die behaupten, dich zu befähigen, jede Krankheit auf die eine oder andere Weise zu beseitigen, beruhen auf dieser wundersamen Formel. Aber ohne diese Entdeckung durch dich selbst wirst du niemals wissen, wie du richtig denken sollst. Du denkst, du wärst unglücklich, und somit fühlst du dich unglücklich. Die offensichtliche Schlussfolgerung hieraus ist, dass du, wenn du umgekehrt denkst, du seist glücklich, dich glücklich fühlen wirst. Theoretisch ist das einzusehen, aber nur theoretisch. Es funktioniert nicht, weil du nicht weißt, *was* es ist, das denkt! Im Fall des Unglücklichseins, das du gerade erfährst, ist das

Denken schon da. Du erzeugst nicht irgendetwas; es ist da und du beobachtest es. Aber was geschieht im anderen Fall: Denkst du, du seist glücklich, oder denkst du, dass du denkst, dass du glücklich wärst? Hier wurde das Glück gleich zweimal umgebracht. Du sitzt bloß da und denkst, dass du gerade denkst, dass du glücklich wärst. Anders ausgedrückt: Weißt du, *was* dieses Denken ist? *Wer* denkt? Darin liegt das Problem.

Die beobachtende Intelligenz selbst wird durch diese Gedankenwellen verdunkelt und dann macht sich die Vorstellung (der Gedanke) des Selbst oder des Ego breit.

Mentale Umstellung zum Du

Alle unsere Erfahrungen und Ausdrucksweisen enthalten ein Stück Wahrheit und ein Stück Falschheit. Das Falsche ist unsere eigene Meinung, unsere Ideologie und Begrifflichkeit, unsere Vorstellungen, unsere Konzepte. Die Wahrheit ist das, was *ist,* und das ist es, was ewig und unendlich ist und somit jenseits der Reichweite des Intellekts liegt, der begrenzt und von Zeit und Gedankenmustern eingeengt ist.

Wenn Unwissenheit über die Wahrheit besteht, kommt eine Vorstellung auf wie: *Ich weiß nicht, doch meine ich, es ist so und so.* Dieser Gedanke bewirkt eine Spaltung in uns selbst, in unserer Gesellschaft und in allem, was das Denken betrifft – einschließlich der Frage des menschlichen Überlebens – und ist somit eine Bedrohung für das Leben.

Ein heiliger Mann brachte es auf den Punkt: *Furcht ist das erste Ergebnis von Zweiheit. Die Verwirklichung von Nicht-Zweiheit ist* Yoga. Aber Harmonie kannst du nicht machen, Einheit oder Nicht-Dualität nicht herbeizaubern; es besteht keine Notwendigkeit, keine Möglichkeit dazu. Sie ist schon da. Was du jedoch tun kannst und tun musst, ist zu beobachten, wie und wo diese Einheit zerrissen wurde. Wenn man diese Beobachtung aufrichtig und ernsthaft betreibt, ist nicht einmal der Bruchteil einer Sekunde nötig, um zu erkennen, dass die Spaltung in dem Moment stattfindet, in dem der Ich-Sinn aufsteigt. In dem Moment, in dem das Gefühl *ich bin das* aufsteigt, erschafft dieser Gedanke – diese mentale Umstellung – das Du und der Konflikt ist da.

Falsche Identifikation

Das Ego, das Ich, ist nichts anderes als eine Idee, ein Gedanke. Als eine Vorstellung existiere ich, nicht aber als eine unabhängige Wesenheit, die ihre eigenen Vorstellungen herstellen kann. Wenn du das Herz (Chitta)[4] mit einem Ozean vergleichst, ist jedes Individuum eine Welle in diesem Ozean. Nachdem du dich

4 Bisher wurde Chitta isoliert vom Ganzen als individuelles Bewusstsein betrachtet, um die Wurzel des Ich-Empfindens (Ahamkara) freizulegen. Nachfolgend kommt der andere Aspekt von Chitta als dem Meer kosmischen Bewusstseins zum Tragen. Der Autor spricht von der Einheit eines Bewusstseinsstroms, in dem individuelles und kosmisches Bewusstsein aufgehen.

fortgesetzt mit einer Welle identifiziert hast, betrachtest du dich als ein begrenztes Individuum und du glaubst, dieses Individuum sei das Ganze. Diese Vereinzelung ist es, die alle Probleme gebracht hat, und die Identifikation mit der Gedankenwelle *(vṛtti)* ist das, was die Vereinzelung verursacht hat.

Aus Unwissenheit geboren

Wie wir sehen, ist Chitta unterschiedsloses kosmisches Bewusstsein oder Intelligenz und die Gedankenwellen (Vrittis) sind Vorstellungen, die Wissen sein können, falsches Verständnis, Einbildung, Gedächtnis, Schlaf. Sie alle sind universal – wo immer ein Meer ist, gibt es Wellen; wo immer Chitta ist, gibt es Gedanken. Wenn du den Ozean als ein einziges unterschiedsloses Sein betrachtest, gibt es keine Wellen getrennt von ihm. Das Ganze, samt allen Wellen, ist der Ozean.

Trotzdem wirst du wütend, wenn dich jemand *Idiot* nennt. Wenn du hingegen sagst, *meine Hand ist schmutzig*, bestraft die Hand die Zunge nicht für diese Bemerkung. Doch genau das tun wir miteinander. Wir essen dieselben Nahrungsmittel, aber jeder möchte den anderen vernichten, *weil ich glaube, dass ich anders bin als er.*

Wie kann das geschehen? Wir haben zwei Stufen übersprungen: Wir haben vergessen, dass wir alle eins sind. Wenn man das vergessen hat, entsteht eine besondere Polarisation – *ich* und *der andere*. Weder die kosmische Intelligenz noch die kosmische Unwissenheit (Avidya, *avidyā*) erschafft die Vorstellung von dir und mir. Es ist der Schatten der Unwissenheit, der dazu führt, dass das Ich aufsteigen kann, und dieses Ich erschafft dich und den anderen.

Aus diesem Ich kommt Anziehung, Zustimmung *(rāga)* und Ablehnung, Zurückweisung und Nicht-Mögen. Wenn jemand deinen Rücken krault, stimmst du ihm zu, wenn er deinen Arm verdreht, lehnst du ihn ab. Das ist so, weil du dich als den Mittelpunkt des Universums betrachtest.

Das Ich könnte selbst nicht mehr als eine Idee sein. Aber sobald diese Vorstellung entsteht, erschafft sie dich, die andere Person, dann ihn, sie und es. Das Problem unserer Welt liegt darin, dass das menschliche Wesen, das Individuum, jedes Ich der Mittelpunkt des Universums wird, sobald das Ich aufsteigt.

Dieses selbst-beschränkte kosmische Wesen beginnt dann, Beziehungen herzustellen. All das ist Unwissenheit. Und das Kind und das Kindeskind der Unwissenheit können wieder nur Unwissenheit sein. Also ist alles, was sich innerhalb dieses kosmischen Seins oder dieses kosmischen Bewusstseins manifestiert, aus Unwissenheit geboren!

Jemand nennt mich z.B. einen *Idioten. Idiot* ist ein Wort und es ist seine Meinung; wenn ich es aber höre, fühle ich mich verletzt, was bedeutet, ich fühle regelrecht einen körperlichen Schmerz. Was hat dieses Ereignis mit dem physischen Schmerz zu tun, den ich erfahre? Das haben wir uns niemals wirklich gefragt und deshalb erleiden wir diese Art der Verletzung auf Millionen Arten in unserem Leben immer und immer wieder. Wenn wir uns ihr aber auch nur einmal ganz widmen, wird sie für immer verschwinden. Was ist dieser Schmerz und woraus besteht er? Wo steigt er auf? Wenn du das wirklich aufrichtig und ernsthaft ansiehst, kommst du zu folgender einfacher Wahrnehmung: **Diese Person bezog sich auf ein Nichts und dieses Nichts ging hoch. Da ist eine Idee, dass ich dieser Körper bin, dass ich so und so bin, und diese Idee wurde beschädigt. Das ist alles!**

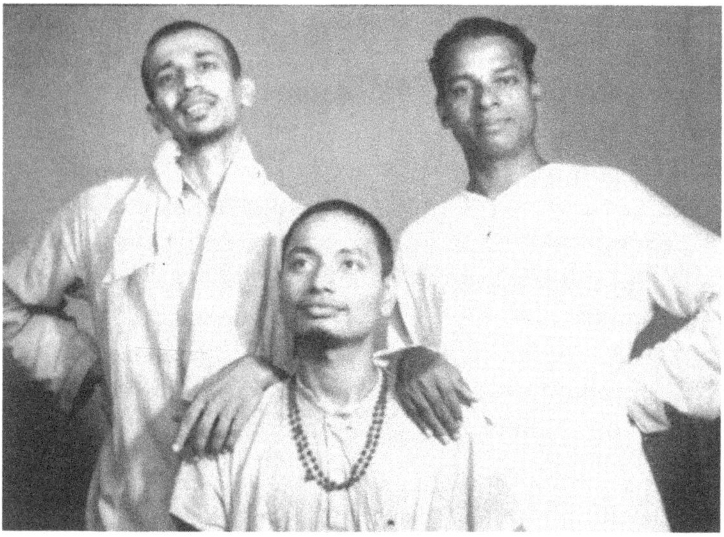

Das ist so, weil du dich als den Mittelpunkt des Universums betrachtest.

8

Der Beginn des spirituellen Abenteuers

8.1 Jenseits vom Ich-Gedanken

Der gesunde Menschenverstand sagt uns, dass sich Ost und West, oben und unten, rechts und links in mir treffen. Wenn du auf dem Boden stehst, ist alles, was in der einen Richtung liegt, im Osten und alles, was in der anderen Richtung liegt, im Westen; wenn du einen Kilometer in östlicher Richtung gehst, hat sich, was du vorher als Osten betrachtet hattest, mit dem Westen vereint. Ist es dann schwer zu erkennen, dass du nicht nur der Treffpunkt, sondern auch die Trennungslinie bist?

In dieser Falle von *ich bin dies* oder *ich bin jenes* gefangen, sind wir uns nicht bewusst, dass es einen friedlichen Geisteszustand gibt, ein Sein, das unbedingt ist. Jedes Mal, wenn wir der einen Falle entkommen wollen, geraten wir in eine andere Falle. Das ist so, weil wir nicht einmal eine Ahnung davon haben, dass ein Zustand jenseits von all dem existiert. Wenn wir diese Tatsachen aber erkannt haben, fangen wir an, nach etwas zu suchen, das all diese Probleme überschreitet. Im Leben eines jeden gibt es Gelegenheiten, bei denen das Denken überschritten werden kann. Eine Gelegenheit ist die einfache Erscheinung des Tiefschlafs. Darin scheint alles zu funktionieren, außer dem Ich. Wäre es nicht wunderbar, wenn wir das Ich überschreiten könnten, ohne zu schlafen?

Was ist es, das während des Schlafens wach ist? Können wir auf diesem Planeten nicht leben, ohne in der Welt, die das Ich erschafft, gefangen zu sein?

Dieser Zustand jenseits des Ich, der im Schlaf wach ist, jenseits der Denkvorgänge, wird *Gott* genannt. Dieser Gott, der jenseits allen Kummers und Jammers ist, befindet sich nicht in den Wolken, sondern in uns! Das, was tief innen und doch vom tiefsten Kummer unberührt ist, das, was das Ich und alles, was in unserem Leben Kummer verursacht, überschreitet, heißt also *Gott*. Die Großen der Menschheit weisen uns darauf hin, dass wir, wenn wir den Weg zu diesem Mittelpunkt unseres Wesens finden, in der Welt leben können, ohne Kummer und Jammer ausgeliefert zu sein.

Die Schau der Nicht-Getrenntheit

Wo kommen die Gedanken eigentlich her? Es nutzt nichts, uns das Denken anzusehen, um eine Antwort auf diese Frage zu bekommen. Verfügen wir über etwas anderes? Natürlich, nämlich über *das,* was wach ist, wenn *ich* schlafe. Es besteht ununterbrochen, ewig und unendlich. Es ist sogar in unserem Wachzustand da. Doch das Spiel der Gedanken und das unaufhörliche geräuschvolle Glitzern unserer blendenden Ideen bedingt durch Meinungen, Ängste, Vorlieben und Abneigungen, ziehen unsere Aufmerksamkeit auf sich und verdunkeln das Unendliche.

Es ist nichts falsch daran zu glauben, man sei ein selbständig denkender Mensch, noch brauchen unsere Ideen, Meinungen und Vorstellungen an sich falsch zu sein, doch sind sie wie die Wellen auf dem Meer. Die Wellen können der Wirklichkeit und Größe des Ozeans nichts nehmen. Doch wenn man die Welle für das Meer hält, gibt es Verwechslungen, denn das ist in jedem Fall falsch. *Welle* ist ein Wort oder eine Beschreibung und eine Welle existiert nicht unabhängig vom Meer. Das Meer ist wirklich und in seinem Zusammenhang auch die Welle. Wenn also erkannt wird, dass all unsere Erfahrungen und Ausdrucksweisen an sich falsch sind und das Bewusstsein, auf dem sie beruhen, wirklich ist, dann ergibt sich eine neue Sichtweise, die keine Trennung mehr kennt.

Diese Schau ohne Trennung setzt keinem Aspekt des Lebens ein Ende, so wie es auch nicht nötig ist, die

Wellen anzuhalten, um das Meer zu sehen. Die Ganzheit ist die Wahrheit. Falsch ist die Verwechslung der Ganzheit mit einem Teilstück.

Weder Unterdrücken noch Ausleben

Die Welt ist voller Ratgeber. Die eine Hälfte fordert uns auf, unsere Gefühle zu unterdrücken, die andere legt uns nahe, sie frei auszudrücken. All dies wurde immer schon versucht und die Ergebnisse lassen bis heute zu wünschen übrig. – Unterdrückung führt zu Explosion. Ausdruck der Gefühle scheint alles aus uns herauszuholen, aber gleichzeitig graben sich die Dinge noch tiefer in uns ein – wie ein Baum, der gleichzeitig nach oben und nach unten wächst.

Gibt es keinen dritten Weg, keinen Mittelweg zwischen beiden? Doch, und zwar: weder unterdrücken noch herauslassen, sondern *erkennen!* Gibt es eine Methode, die gleichzeitig das Unterdrücken wie auch den Ausdruck des Samskara, des Eindrucks, der Narbe, vermeidet? Wir brauchen eine Methode, durch die der Eindruck aufgelöst werden kann. Das heißt, wir gehen an die Wurzel des Problems, in tiefe Betrachtung.

8.2 Das Ich in Frage stellen

Der Geist muss sich nach innen kehren, damit er sich jederzeit der Gedanken- und Gefühlsregungen gewahr ist, die in ihm aufkommen. Aber wie kann man sich der Gedanken und Gefühle gewahr sein, während sie doch aktiv sind? Was sind sie und woraus bestehen sie? Dieses Gewahrsein ist an der Wahrheit interessiert, nicht an ihrer Beschreibung oder Analyse. Um es wirksam werden zu lassen, brauchst du inneren Frieden und Ruhe. Dieses Gewahrsein ist wie ein Suchstrahl oder ein Schlaglicht. Wenn das einmal in Stille klar geworden ist, wenn das ganze Dunkel der Unwissenheit aus seiner Umgebung verschwunden ist, richtet sich das Gewahrsein auf sich selbst: *Wer bin ich?* Dann stellt sich die Frage: *Was oder wer bin ich wirklich?*

Der Wahrheitssucher ist stets wachsam und bemerkt das Ich ständig als Beobachter. Wenn er weiß, dass es nur die psychische Substanz ist, die sich unentwegt verändert, kann er diese Veränderungen beobachten und erkennen, dass er in Wirklichkeit frei davon ist. Dann findet ein revolutionärer Wandel der ganzen Persönlichkeit statt. Dieses Licht, das sich der bewegten Substanz gewahr wird, erkennt, dass es von solchen Veränderungen in der Substanz ausgenommen ist. Eine enorme Umwälzung erfasst das ganze Wesen des Wahrheitssuchers. Dann erst wird er natürlich gut sein – weder will er dann gut sein, noch wünscht er sich, gut zu sein – *Güte* wird dann unvermeidlich.

8.3 Die Idee eines Unterschieds fallen lassen

In Wirklichkeit ist das Herz (Chitta) ununterschieden, ununterscheidbar. Nicht nur unterschiedslos in dem Sinn, dass es keinen Unterschied zwischen Unterbewusstsein, Bewusstsein und Überbewusstsein gibt, die man als das Ich bezeichnet, sondern in dem Sinn, dass Bewusstsein immer kosmisch ist. Kosmisches Bewusstsein ist unterschiedslos. So etwas wie *mein* Bewusstsein als etwas von *deinem* Bewusstsein Verschiedenes gibt es nicht. Das Herz ist in keiner Weise auf den individuellen Körper beschränkt.

Du kannst diese Gedankenwellen zwar näher und sorgfältiger in dir selbst studieren, aber du solltest niemals die falsche Anschauung vertreten, die kosmische Intelligenz sei auf die individuelle Intelligenz beschränkt. Die kosmische Intelligenz ist universal und doch ist sie für jeden von uns und in jedem von uns leicht zugänglich, nämlich in dem, was jeder als sein Selbst betrachtet.

Wie kann man diese zahllosen Gedankenwellen oder Vorstellungen, die aus der ursprünglichen Identifikation mit einer Idee, der *I-dea (Ich-Idee)* entstehen, zähmen? Wie kann man zur Quelle, zur Wahrheit, zur Wirklichkeit eines unterschiedslosen Bewusstseins zurückkehren?

Was nun Yoga vorschlägt, wenn man ihn ohne vorgefasste Meinungen und Vorurteile studiert, ist Folgendes: Wenn du das Ich beobachtest, kannst du möglicherweise entdecken, dass das Ich kein Sein ist wie ein Tisch oder Tonbandgerät. Das Ich ist eher wie eine

Ansammlung im Sinn Buddhas. Was du *Bewusstsein, Selbst, Ich* nennst, ist nichts anderes als eine Masse vergangener Eindrücke und Erfahrungen.

Das alles muss man beobachten.

Am Anfang unserer Praxis müssen wir es als gegeben betrachten, dass es einen Zustand des Bewusstseins gibt, der uns allen zugänglich ist, vorausgesetzt wir sind bereit, die notwendigen Stufen zu durchlaufen, auf denen es keine Verwirrung, keinen Konflikt, kein Elend und keine Disharmonie mehr gibt. Einen Zustand nur von Glückseligkeit, Freude und Frieden, der durch Yoga erreicht wird, durch Meditation, durch Verstehen davon, was der Geist ist und was seine Wandlungen sind (Chitta und Vritti).

Wenn du nicht in diesem Zustand des Yoga bist, dann bestimmen der Zustand deines menschlichen Geistes, das Denken und die Gefühle, die in ihm vorherrschen, die Welt um dich herum. Es gibt überhaupt keinen Gegenstand, außer die Gesamtsumme aller Gedanken aller Beobachter. Wenn all diese Gedanken und Gesichtspunkte, Anschauungen und Beschreibungen wegfallen, ist der Gegenstand, was er ist – nicht mehr ein Gegenstand.

Patañjali stellt uns in seinen Yoga-Sūtras einen Ausdruck für Yoga zur Verfügung, der aus nur drei Wörtern besteht: *yogas citta vṛtti nirodhaḥ – Yoga ist Chitta, Vritti, Nirodha.*

Die drei Wörter lassen sich nur schwer übersetzen. Chitta ist die psychische Substanz, das Herz (s. Kap.7). Dieses Herz wirft unzählige Gedankenwellen (Vrittis) auf. Etwas muss mit diesen Chitta-Vrittis getan werden, um den Zustand des Yoga herbeizuführen. Dieses Etwas ist *Nirodha.*

Nirodha kann man nicht angemessen übersetzen. Du schaust auf das Meer und du schaust auf die Wellen. Nun scheint in dir ein Bemerken davon stattzufinden, dass die Wellen etwas Getrenntes sind, etwas, das gerade zu sein beginnt, etwas, das zu existieren scheint und sich im Meer auflöst. Du erschaffst eine Unterscheidung, einen Unterschied, der unwahr, falsch ist. Ich behaupte nicht, dass die Welle falsch ist, aber die Unterscheidung, die das Denken zwischen der Welle und dem Meer macht, ist falsch. Eine erleuchtete Person schaut auf denselben Ozean und hat das gleiche Sehvermögen, aber in diesem Sehen gibt es keine Unterscheidung. Hier besteht direkte Erfahrung ohne die Unterscheidung, die erst vom Gedanken geschaffen wird: *Die Welle kam aus dem Meer.* Nirodha ist das Auflösen der nicht-existenten Unterscheidung. Die Unterscheidung zwischen der Welle und dem Meer ist nur eine Vorstellung. Lass sie verschwinden. Das nennt man Nirodha. Ganz ähnlich sind die verschiedenen Ideen, die du bezüglich der Welt und der Gegenstände um dich hast. Du brauchst deine Gedanken nicht zu unterdrücken oder auszudrücken; du brauchst nicht vor der Welt weglaufen oder in ihr versinken; du brauchst die Welt nicht aus deiner Sicht zu tilgen, aber du solltest die Wahrheit *direkt* sehen, die Vorstellung fallen lassen, die du von dieser Wahrheit hast.

Du erkennst, dass das Ich die Unterbrechung der Harmonie bewirkt, und sobald das Ich-Bewusstsein von seinem Platz weicht und offenbart, dass es nur ein Schatten ist, geschieht Verwirklichung von Einheit.

8.4 Beobachten ohne zu denken

Daher offenbart Krishna in der Bhagavad Gītā die Essenz von Meditation schlechthin: *Denke überhaupt nichts!*

In diesem Bestreben gibt es drei Arten innerer Widerstände: Das Denken selbst: Gedankenströme fließen im Geist. Woher kommen sie?

Was man Emotionen nennt: Diese Gefühle sind noch ein bisschen problematischer als bloße Gedanken. Du wirst sehen, dass du einen Gedanken ziemlich leidenschaftslos beobachten kannst, wenn aber ein Gefühl kommt, trägt es dich weg. *E-motion* ist eine Bewegung nach außen.

Die Äußerung von Energie (Ruhelosigkeit): Du kannst sie nicht ausfindig machen wie einen Gedanken oder ein Gefühl. Diese Unruhe ist nur eine formlose Störung der Energie. Du musst es selbst entdecken, eine Beschreibung hilft hier nicht weiter.

Die Yogis haben unseren Zugang zu diesen drei Typen vereinfacht, aber auch hier gilt, dass die Theorie nutzlos ist, solange wir diese drei nicht in uns selbst sehen. Jeder muss das für sich tun, man kann nicht allzu viel davon erklären.

Du wirst entdecken, dass eine Emotion nichts weiter als ein Gedanke mit einer anderen Intensität von Energie ist. Gedanken bestehen aus Energie. Die Gehirnzelle erzeugt laufend elektrische Ladungen. Das bedeutet, dass sich Prana in den Gehirnzellen bewegt und diese erzeugen Gedanken. Das ist nicht alles. Das zweite Element ist, dass in diesen Gehirnzellen einige vergangene Eindrücke verborgen sind. Das nennt man *Gedächtnis*. Wenn sich diese Energie nun aufgrund solcher Eindrücke bewegt, steigt etwas auf und das nennt man *Gedanke*. Wenn du das verstehst, kannst du deine Beobachtung revolutionieren. Du bist nicht länger in diesen Emotionen gefangen, sondern nur noch ein Beobachter. Du siehst, wie Energie die Gehirnzellen aktiviert, Gedanken erzeugt, wie Energie, die ruhende Eindrücke aktiviert, Gedanken erzeugt. Auf diese Weise wirst du von deinen Gedanken und Emotionen frei.

8.5 Die Masse Ich verstehen

In den Yoga-Sūtras wird eine sehr schöne Reihe von Übungen angegeben, die dir eine Art Weg bahnen können. Zuerst erlaubst du dem Geist, in den Vorgang einzutauchen, Gedanken und Gegengedanken zu denken. Dann schaust du direkt nach innen, um zu sehen, wo sie aufsteigen. Kannst du diesen Punkt erkennen, an dem der Gedanke aufsteigt? Gibt es da irgendeinen Unterschied in der Quelle, im Grund von Erfahrungen, von

Vergnügen und Leiden, von Glück und Unglück? Sind sie nicht alle nur unterschiedliche Wellen, die den einen Ozean bilden?

Diese Intelligenz, die das unmittelbar wahrnimmt, wird *Vichara* (*vicāra)* genannt. Vichara bedeutet nicht Analyse oder Untersuchung. Es geschieht, wenn dieses Gewahrsein direkt nach innen geht, um zu sehen, dass all diese Gedanken, all diese Gefühle aus demselben Stoff bestehen, ob man sie nun *angenehm* oder *unangenehm* nennt, Freude oder Schmerz, Glück oder Unglück. Die Masse von all dem ist, was wir bisher als Ich angesehen haben. Das Ich ist deshalb der Grund von all dem. Wenn so die Grundlage der Gedanken, Gefühle und Erfahrungen unmittelbar erkannt wird, herrscht Frieden, nicht unähnlich der Erfahrung des Schlafs, in dem allerdings dieses Ich noch immer da ist.

Auf dieser Stufe des Yoga besteht ein inneres Verständnis der *Gedankenwellen* und des psychischen Herzens. Dieses Verstehen ist Nirodha.

8.6 Die Frage aufsteigen lassen

Wir begannen einst damit, Unterschiede in dieser Welt zu sehen, gut und schlecht und so weiter. Dann schienen sie zu verschwinden, weil wir erkannten, dass all diese Unterscheidungen in *mir* stattfinden, von *mir* gemacht. Zuletzt bleibt nur noch Ich übrig. Aber das Ich ist, solange es da ist, fähig Unterscheidungen zu machen. Warum jagen wir dem nach, was man Vergnügen nennt? Weil wir diesen Dingen eine große Bedeutung beigemessen haben. Schalte diese Anziehung/Abstoßung aus und der Geist bewegt sich in das Gebiet, das *Gott* genannt wird, was bedeutet, dass der Geist ins Unendliche wandert. Aber obwohl der Gegenstand verschwunden zu sein scheint, ist das Ich immer noch da.

Du schaust einen Berg an, und selbst wenn die Idee *das ist ein Berg* nicht auftaucht, ist immer noch das Gefühl da *ich sehe einen...* Wenn die Augen offen sind, geschieht Sehen. Aber was ist es, das in dir hochspringt und sagt *ich* sehe?

Grundlegend für jede spirituelle Praxis ist Vichara. Ohne Vichara ist kein Geist in irgendeiner Übung, in irgendetwas, das wir tun.

Das Wort *vicāra* ist von der Wurzel *car* abgeleitet, sich bewegen – es bedeutet Bewegung; auch ein Wagen (Karren, engl. *car)* bewegt sich. *vi* als Vorsilbe bedeutet soviel wie *wirklich* (engl. *very), sehr* oder *kräftig*. Vichara bedeutet also *sich wirkungsvoll voranbewegen*.

Beim Denken oder Nachsinnen ist der Gedankengang nicht geradlinig-glatt und unabgelenkt. Sobald man das Für und Wider abwägt, springt er schon wie ein Affe von einem Gegenstand zum andern. Aber in Vichara gibt es keine solchen Sprünge.

Für gewöhnlich denkst du über das Für und Wider einer Sache nach und berücksichtigst alle Faktoren; dadurch wird ein inneres Argumentieren oder eine innere Zwiesprache ausgelöst und schließlich gelangst du zu einer logischen Schlussfolgerung. Dann erkennst du, dass du für den Rest deines Lebens so weiter argumentieren könntest, ohne das Problem jemals zu lösen. Anstatt um den heißen Brei herumzureden und zu fragen, *warum* das und das geschah, möchtest du viel lieber wissen, *was* wirklich (mit *dir)* los ist.

Anstatt also einen psychologischen Faktor oder ein Gefühl zu analysieren, kannst du dir ganz unmittelbar bewusst werden, worum es geht.

Beim Analysieren besteht auch die Gefahr, dass du die falschen Fragen stellst, auf die falsche Schiene gerätst und sehr schnell weit ab vom Schuss bist. Hast du einen Meister vor dir, kann er dich vielleicht zurückpfeifen; andernfalls gerätst du in eine Gefahr. Aber die Frage *was oder wer bin ich?* als Essenz von Vichara birgt überhaupt keine derartigen Schwierigkeiten. Wenn Unglücklichsein und Kummer in mir sind, frage ich nicht: *Warum ist das so* oder *Wie kam das,* sondern: *Wer erfährt das?* Das was geschieht, wenn diese Frage in dir aufsteigt, ist Vichara.

Rāmana Maharshi empfiehlt die Methode des Fragens, bei der man all diese Übel zur einen Quelle zurückverfolgt – dem Ich, das sich als unwirklich herausstellt, wenn man in dem weiterforscht, was Vichara ist: Alle schlechten Eigenschaften kreisen um das Ich. Wenn das Ich verschwunden ist, geschieht Verwirklichung von selbst. Im Selbst gibt es weder gute noch schlechte Eigenschaften. Das Selbst ist frei von allen Qualitäten. Qualitäten oder Eigenschaften gehören nur zum Geist. Vichara erfordert Einhelligkeit und Einkehr nach innen.

8.7 Das Sehen ist das Gesehene

Wenn du das Sehen von Gegenständen beobachtest, bemerkst du, dass Sehen *stattfindet. Wer* sieht? Die Augen sehen. Während Sehen geschieht, steigt von irgendwoher, aus keinem offensichtlichen Grund, die Idee auf: *Ich* sehe.

Patañjali schenkt uns nun ein sehr schönes Sutra, das die Beschreibung von dem enthält, was das Allerhöchste im Yoga ist: *Dann ruht der Seher in sich selbst.* (Wenn du nicht in diesem Zustand des Yoga bist, identifizierst du dich mit einer Million Gedankenwellen oder Veränderungen des Geistes.)

Was aber bedeutet *der Seher?* Im weiteren Text stoßen wir auf eine inspirierende Aussage: *Was man den Seher nennt, ist nur Sehen.*

Warum sollte man ein Ding namens *Ich* erforschen, das sieht? Wenn die Augen offen sind, sehen sie. Es gibt dafür einen schönen englischen Begriff: *sight-seeing.*

Die Sicht ist das, was sieht. Wer sieht das Geschehen? Die Sicht sieht. Was man den *Seher* nennt, ist nichts als die Handlung, das Geschehen des Sehens. Unsere ganze Yoga-Praxis führt uns zu dieser Erkenntnis, dass *Sehen* nicht das Tun des Ich ist, sondern ein Geschehen.

Es gibt einen schönen Vers in den *Yoga-Sūtras* von *Patañjali*, der besagt: *Das Sehen ist das Gesehene.* Mit dieser Erkenntnis kommt ein großes Licht zu dir. Dort endet deine Untersuchung. Die göttliche Gnade tritt ein, weil die unterschiedslose Intelligenz oder das kosmische

Bewusstsein nicht durch das endliche, unterscheidende Bewusstsein verwirklicht werden kann. Ich kann Gott nicht sehen. Ich kann die Ganzheit nicht sehen.

8.8 Sehen verschlingt das Ich

Das sind Worte. Nur wenn du wie die kleinen Kinder wirst, wie es Christus gefiel, bekommst du eine Ahnung davon. Deswegen erklärt das Bhāgavataṁ, dass die größten Weisen wie kleine Kinder sind. Wenn du meditieren lernen möchtest, ist der einzige Mensch, der dir das beibringen kann, ein Baby, das nicht älter als sechs Monate ist. Wenn du in seine Augen schaust, wirst du wissen, was Yoga bedeutet. Da ist es in all seiner vollkommenen Reinheit und schaut dich an, ohne sich einen einzigen Gedanken über dich zu machen, darüber *was* du bist.

In genau der gleichen Weise kann das ganze Leben gelebt werden. Sehen sieht, Handlung findet statt, alles in dieser Welt geschieht. Irgendwie, irgendwo wurden wir von der Vorstellung konditioniert, dass wir ohne diese Leerheit, dieses Ich, ohne ein Ziel, das es zu erreichen und an dem es festzuhalten gilt, keinen Fortschritt machen könnten und unser Leben sonst ein Fehlschlag wäre. Es gibt nur einen Fehlschlag, den Fehlschlag zu *tun*, nicht einen Fehlschlag zu erleiden. Erfolg ist immer da. Erfolgreich zu sein bedeutet zu folgen. Wenn man etwas tut, folgt Erfolg. Nur wenn man nicht tut, was getan werden soll, entstehen Fehler.

Sobald du das ganze Bild siehst, wird Handeln spontan. Das endliche Ding Ich, Du, Er existiert in Wirklichkeit nicht. Das scheint nur so zu sein, wenn du spirituell nicht ganz wach bist, nur dann gibt es diese Unterschiede und Verwirrungen. Wenn das Erwachen aber einmal stattgefunden hat, bleibt es wach, bis du die Wirklichkeit erkennst, und dann verschlingt sie das Ich.

Du erkennst, dass das Ich diese Unterbrechung der Harmonie bewirkt, und sobald das Ich-Bewusstsein von seinem Platz weicht und offenbart, dass es nur ein Schatten ist, geschieht Verwirklichung von Einheit.

8.9 Die Energie des Beobachters anwenden

Die Energiebewegung des Gewahrseins

Denken ist aber nicht verboten. Du brauchst vor dem Denken keine Angst zu haben. Es ist geistiges Handeln und hat seinen Platz im Leben. Gedanken benötigt man im Anfangsstadium der Meditation, um das Gewahrsein auf sich selbst zu lenken. Dies wird *Vichara* genannt. Auch die Beobachtung von Hoffnung, Angst, Enttäuschung, Zorn, Ärger und so weiter ist Vichara. Vichara ist das intensive Wirken der Energie des Gewahrseins oder der Kraft des Bewusstseins. Du erkennst selbst Gefühle als Energiebewegungen des Gewahrseins. Dieses Erkennen befreit die Emotion von ihrem angstmachenden

Aspekt; nur so kann intensive Freude entstehen. Natürlich existiert der Beobachter auch dann weiter.

Vichara ist das Licht, das alles, was wir im Leben tun, erleuchtet, alle Gedanken, Worte und Taten.

Kraftvolle Energie des Gewahrseins

Sobald die Suchfrage aufkommt, bemerkst du, dass große Aufmerksamkeit da ist. Intellektuelles Wirken, das vom Gefühl getragen wird, erzeugt eine gewaltige Energie. Aber selbst, wenn sie sich nicht in diesen Prozess einmischt, kann der Vorgang weiterlaufen. Erst wenn sich der Intellekt diesem Vichara völlig widersetzt oder dich eine Gefühlswelle davonträgt, verlierst du Vichara und die Energie.

Wenn es dir mit dieser Untersuchung ernst ist, wird die Energie stärker und stärker. Sie erhebt sich aus einem Geist, der nicht mehr in seiner Vielfalt verloren ist. Du findest dann, dass allein das schon enorme Energie bedeutet. Wenn du in diesem Moment geistig erhoben bist, hat auch das Gefühl daran Anteil. Dann ist die Energie kraftvoll. Wenn Geist, Herz, Gefühl und Leben selbst zusammenfinden und als Vichara wirken, ist nichts mehr unerreichbar.

All dies bedarf immer noch der Anstrengung. Aber der Beobachter ohne irgendeinen Gegenstand, den er beobachten müsste, braucht sich nicht anzustrengen, um bewusst zu sein. Deshalb nimmt die Anstrengung ab. Der Beobachter, der sich seiner selbst gewahr ist, ist Gewahrsein.

Wenn also Geist, Herz und Leben an Vichara teilhaben, entsteht enorme Energie und dieses Gewahrsein sucht die Antwort auf die einfache Frage: *Wem kommt dieser Gedanke, diese Emotion?* Darauf gibt es keine Antwort – oder gibt es doch eine Antwort? Nur du wirst sie wissen!

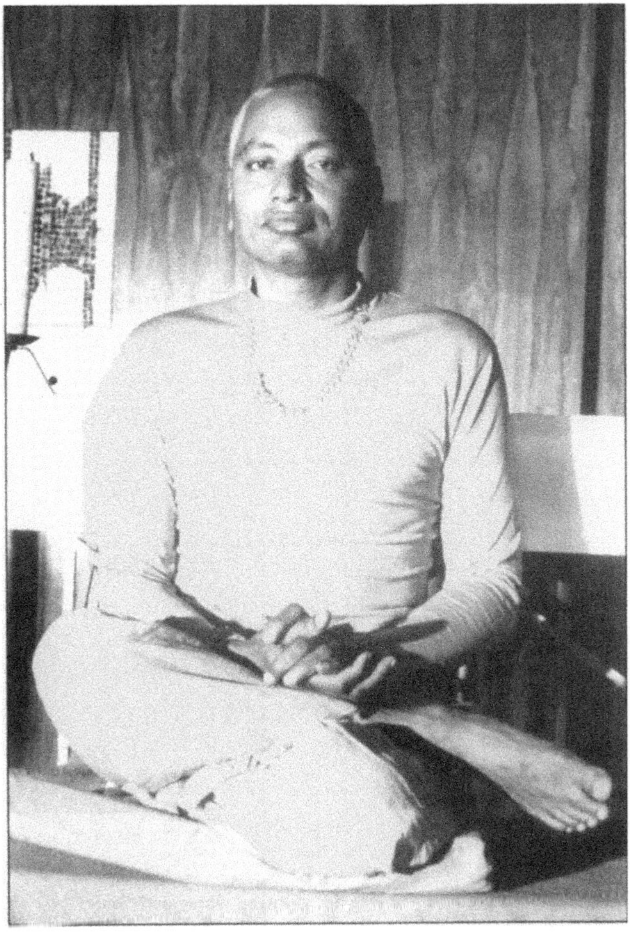

Der Beobachter, der sich seiner selbst gewahr ist, *ist* Gewahrsein. Wenn Geist, Herz, Gefühl und Leben selbst zusammenfinden und als *Vichara* wirken, ist nichts mehr unerreichbar.

Zum Beispiel erfährt das Baby nicht Freude und Leid (wie wir das verstehen). Es weist alles zurück, was eine Bedrohung seiner Lebenskraft sein könnte, und es empfängt alles. Es hat keine Wünsche und es gibt nichts für es, was nicht wünschenswert wäre. Solch eine Handlung ist spontan und unwillkürlich. Die ganze Sache hinterlässt keinerlei Spur. Es ist nur die Erinnerung, die sie verzerrt.
Wenn die gegenwärtige Erfahrung nicht mit einer Erinnerung verbunden ist, befinden wir uns im Zustand des Yoga. Es gibt natürlich immer ein Erfahren, aber jetzt ist es davon befreit, irgendeinen Schmerz zu bemerken. Die reine Erfahrung verursacht ihre eigene Handlung. Das ist Leben. Und es ist Leben, befreit von Sorgen und Leiden. Man kann es Glückseligkeit nennen, aber das ist nur ein Wort - die Wahrheit ist nur Wahrheit.

9

Göttliches Leben

9.1 In Herz, Bauch und Kopf

Was geschieht im Innern? Wo findet Kontrolle statt? Wenn du, wie oben beschrieben, schon eine Vorstellung davon hast, was Vichara auslöst, weißt du auch, wie du den Geist, deine Gedanken und Gefühle kontrollieren kannst. Es sind einfach Gedanken im Verstand, Vorstellungen und Emotionen, Gefühle und Erinnerungen im Herzen. Unterscheidung findet im Kopf statt. Der Wille kommt aus dem Herzen. Wenn du also den Verstand oder den Empfänger von Eindrücken kontrollieren möchtest, konzentrierst du dich auf den Kopf. Wenn du die Emotionen, Gefühle und Erinnerungen kontrollieren möchtest, konzentriere dich auf das Herz. Wenn du deine Unterscheidungskraft entwickeln willst, konzentriere dich wiederum auf den Kopf. Und wenn du deine Willenskraft kontrollieren möchtest, konzentriere dich auf das Herz. Es ist aber nicht damit getan, den Verstand zu kontrollieren, du solltest auch das *Herz* (Chitta) kontrollieren. Es soll davor bewahrt werden, Erinnerungen oder Vorstellungen aufsteigen zu lassen. Wenn dich jemand missbraucht, sagst du, *mein Herz ist gebrochen.* – Der Eindruck ist so tief, dass er im Chitta vergraben wird, und sogar lange danach, wenn diese Person nicht mehr da ist, quält dich die Erinnerung. Auch das sollte kontrolliert werden, wenn du Yoga praktizieren willst.

Im Deutschen spricht man von *Denken, Fühlen, Wollen.* Für uns ist *Denken, Fühlen und Leben* passender. In der Alltagssprache wird Denken dem Kopf und Fühlen dem Herzen zugeordnet. Eine weitere Redewendung lautet *aus dem Bauch heraus handeln.* Die Energie bewegt sich also im Solarplexus, im Sonnengeflecht. Tatsächlich geht das Handeln aus dem Bauch hervor – aus dem Zentrum der Lebenskraft, der Vitalität.

9.2 Durch den Beobachter überall

Zwischen unserem körperlichen und unserem psychischen Wesen besteht ein großer Unterschied. Im Fall des Körpers führt Arbeit zu Erschöpfung. Aber im Fall des Geistes entsteht Erschöpfung selbst dann, wenn er nichts tut. Wenn du die Arbeit des Verstands anhältst, fühlst du dich, als würdest du eine schreckliche Last mit dir herumschleppen, so erschöpft bist du. Wir sollten also den Geist weder anhalten, noch ihn tun lassen, was er will, sondern ihn unter die Kontrolle unserer Intelligenz bringen, damit wir ihn beobachten können. Man kann die Technik variieren, die ganze Methode ändern, nicht aber das Ziel. Anstatt aufrecht zu sitzen und zu meditieren, kannst du spazieren gehen und meditieren. Anstatt äußerlich in einer scheinbar meditativen Stimmung zu sein, kann man aktiv sein und sogar in einen Club oder ein Hotel oder ein Theater gehen, sich hinsetzen und irgendeiner Musik lauschen und gleichzeitig innerlich achtsam sein. Man kann alle Arten von Dingen tun, wenn man ernsthaft ist.

9.3 Durch die Intelligenz

Angenommen ich setze die Feder auf das Papier und ein Tropfen Tinte fällt darauf: Um ihn zu entfernen, lege ich meinen Finger darauf und verwische ihn. Die Welt ist durch die Sinne in den Geist, in Chitta, in Buddhi und in Ahamkara in mich eingetreten. Genauso muss Gott durch die Sinne in den Geist, ins Unterbewusstsein, in die Erkenntnisfähigkeit und in das Ich-Empfinden eintreten.

Kontrolliere zuerst die Gedanken, dann die Gefühle und Emotionen und gehe zurück und baue Buddhi auf, die höchste unterscheidende Intelligenz, die keinem ungöttlichen Gedanken oder keiner Emotion erlaubt, zum

Ich-Empfinden zurückzukehren! Nur, wenn diese Einsicht ständig lebendig und wach ist, wird Disziplin möglich.

9.4 Konzentration

Ohne den Geist an ein Objekt zu binden, kannst du nicht meditieren. Es ist wie ein Fluss, ein Kanal. Was machst du als Erstes, wenn du von einem Sammelbecken Wasser für dein Haus verwenden möchtest? Du legst eine Leitung. Wenn du sie nicht befestigst und der Damm bricht, wird das Wasser überallhin fließen. Der Yogi sagt nun, dass unser Geist wie der Damm ist, der gebrochen ist und keine Ableitung besitzt. Konzentration *(dhāraṇā)* ist wie das Befestigen der beiden Punkte – des Meditierenden und des Gegenstands. Das ist aber nicht das Ziel oder Ende des Ganzen. Stelle dir vor: Da ist ein Damm und ein Garten ist zu bewässern und eine Leitung ist auch da, aber sie ist nicht geöffnet. Durch sie muss das Wasser fließen, erst dann ist alles perfekt.

Konzentration bedeutet Sammeln. Was geschieht dann? Zwei Dinge, nämlich deine Intelligenz und dein Prana werden konzentriert. Das musst du sehr sorgfältig bedenken. Prana ist die bio-elektrische Kraft oder Lebenskraft in uns. Die gesamte Kraft in mir ist Prana. Die Intelligenz in uns – nicht der Intellekt – ist Gott. Deshalb findet nach Patañjali wirkliche Meditation nur dann im Herzen statt, wenn kein Gedanke darin ist, also keine

Gedankenschwingung oder kein Wünschen, keine Anhaftung. Wenn keine Gedankenschwingungen auf das Herz einwirken, ist es Gott.

Woraus besteht dann deine Intelligenz? Aus Gott allein. Deshalb pflegte Rāmana Maharṣi zu sagen: Finde heraus, wo dieser Gedanke entsteht, wo dieser Wunsch entsteht. Wenn du dieser Spur bis zu ihrer Wurzel folgst, findest du Gott.

Dadurch wird das psychische Herz beruhigt und friedfertig. Die Lebenskraft wird konzentriert. Sie wirkt auf das Herz ein und deine Wahrnehmung wird fein. Selbst wenn du mit anderen sprichst und dich beobachtest, wird dein Herz klar und kristallähnlich sein. Es wird sauber und klar sein und es wird auch extrem empfindsam sein. Da es wie ein Kristall ist, wird es jedes Objekt widerspiegeln, das sich ihm nähert. Deshalb entwickelst du möglicherweise Fähigkeiten wie die des Gedankenlesens; wenn jemand auf dich zukommt, spiegelst du seine Gedanken wider. Auf dieser Stufe ist es für dich wichtig und notwendig, wählerisch in deinen Kontakten zu anderen zu sein. Die Gedanken, Wünsche und Motive deiner Freunde werden sich in deinem eigenen Geist spiegeln. Deine Intelligenz ist dann so fein, dass du, wenn du auf die Uhr schaust, weißt, wie sie funktioniert.

Du wirst fähig sein, jeden zu verstehen. Du wirst spontan beginnen, jeden zu lieben und zu verstehen. Das ist ein großer Vorteil. Was ist Verstehen? Es heißt, den anderen Menschen so zu sehen, wie er sich selbst sieht. Das Ergebnis davon ist, dass du beständig in Frieden bist. Niemand regt dich dann auf. Wenn jemand kommt und mich beschimpft, weiß ich, warum er es tut. Alles ist wunderbar. Ich sehe es nicht wie irgendjemand, sondern wie er es selbst sieht. Nur ein Yogi, der die Stufe wahrer Konzentration erreicht hat, wird fähig sein, jeden zu verstehen und zu lieben. Das ist es, was wir wollen.

9.5 Meditation

Die Yoga-Texte beschreiben Dhyana (*dhyāna*, Meditation) als den Rahmen, der alle Gedanken deiner Aufmerksamkeit enthält, ohne ihnen zu erlauben umherzuschweifen. Zum Beispiel verlangt die Wiederholung eines Mantras in der Meditation deine ganze Aufmerksamkeit für das Mantra und das Beobachten dessen, was während der Wiederholung geschieht.

Der menschliche Geist ist wie ein Kristall. Stellen wir Gott vor ihn hin und das ganze Herz wird in Gott um gewandelt. Jedes Mal, wenn du dich deinem Geist zuwendest, fühlst du die Gegenwart Gottes in dir. Wenn dieser Kanal zu Gott festgelegt ist und wenn die gesamte Substanz des Geistes gleichmäßig zu diesem Gott fließt, tritt Meditation ein. Zunächst einmal sammelst du deinen Geist, lässt ihn zu Gott fließen und fließen und fließen und dann tritt dein ganzes Wesen in Gott ein – das ist Meditation.

Wenn du in tiefer Meditation bist, berührst du das Unendliche. Meditation wird sicher geschehen, wenn der Boden bereitet ist und keine Ablenkungen aufsteigen. In den Anfangsstadien kämpfen wir dauernd gegen diese Ablenkungen. An einem Punkt sehen wir aber, dass der Kampf selbst die Ablenkung am Laufen hält. Dann lassen wir unsere Aufmerksamkeit für diese Ablenkungen fallen und fokusieren unsere ganze Aufmerksamkeit auf das Mantra oder den Gegenstand der Meditation. Das ist alles, was wir tun können. Den Rest muss die Gnade Gottes besorgen. Wenn das einmal passiert ist, kann sich der Geist der Meditation den ganzen Tag erhalten.

Meditation ist die unmittelbare Beobachtung des Aufsteigens des Ich, des Ego, ohne Mittler. Ein Mittler ist nur eine weitere Ablenkung. Selbst Worte, Beschreibungen von Meditation können ablenkend sein. Meditation ist Beobachtung ohne irgendeine Beschreibung von Meditation, die uns ein Bild davon vermittelt, was Meditation zu sein hat.

Meditation kann nicht in mich eintreten, ich muss in Meditation eintreten. Das Ganze meines Geistes, das Ganze meines Ich, alles muss in Meditation gehen, so als ob es kein Ich gäbe. Dann geschieht Samadhi *(samādhi)*. Samadhi ist wirkliche Meditation. Oder du kannst auch sagen, dass alle drei kombiniert – Konzentration, Meditation und Samadhi – Meditation ist. Man kann nicht wirklich feststellen, wann Konzentration endet und Meditation beginnt oder wann Meditation endet und Samadhi beginnt. Es ist ganz ähnlich wie Morgen und Abend, eines geht ins andere über.

9.6 *Samadhi*

Die nächste Stufe ist Samadhi. Nur *Das* ist da. Die Gopis waren Krishnas Freundinnen. Sie liebten Krishna so sehr, dass sie eines Tages, als sie gerade spielten, zueinander sagten: *Ich bin Krishna, bete mich an!* Das ist vollkommene Identifikation. Das wird *Samadhi* genannt.

Das beständige Gewahrsein, das alle Stadien des Bewusstseins durchläuft, nennt man *Samadhi*, den vierten Zustand des Bewusstseins.

9.7 *Verwirklichung*

Wenn diese drei – Konzentration, Meditation und Samadhi – zusammen ausgeführt werden, heißt das Sanjama *(saṁyama)*. Angenommen, da ist ein König, der betrunken ist und vergessen hat, dass er ein König ist. Er steht vor einem Palast – das Gebäude gefällt ihm und er bewundert es. Er vergisst alles andere und schaut nur auf den Palast. Das ist Konzentration. Du vergisst dich selbst und alles andere. Dann geht der König in den Palast hinein. Er schreitet von Raum zu Raum. Das ist Meditation. Und er läuft im Palast herum. In Meditation bist du innerhalb von Gott. Es ist wie das Umherwandern im Palast. Dann geht er in den Thronsaal. Jetzt hört die Wirkung des Alkohols auf. Plötzlich erinnert er sich *Oh, ich bin ja der König!* Das bedeutet Samadhi.

Zuerst richtest du deine Aufmerksamkeit fest auf Gott. Dann lässt du dein gesamtes *Herz* zu Ihm fließen. Und dann dämmert dir die Erkenntnis: Ich bin dieser Gott. Was für ein Idiot war ich doch, ich habe ja die ganze Zeit geträumt.

Du bist die Seele, das unsterbliche Selbst oder Gott. Aber weil du berauscht von Wahnvorstellungen bist, denkst du: *Ich bin das und das, ich tue das und das* – aber das alles ist nur ein Traum – genauso wie beim Trinker.

Du musst dich selbst gegenhypnotisieren oder enthypnotisieren. Konzentriere oder richte den Geist auf Gott, lass den Geist zu Ihm fließen. Durch die Kraft der Konzentration und Meditation – sobald die Illusion verschwindet – erkennst du: Ich bin Gott. Das ist das Ziel. Dir dämmert die Erkenntnis: Ich bin dieser Gott. Was für ein Idiot war ich doch, ich habe ja die ganze Zeit geträumt!

Sie liebten Krishna so sehr, dass sie zueinander sagten: *Ich bin Krishna, bete mich an!* Das ist vollkommene Identifikation. Das wird Samadhi genannt.

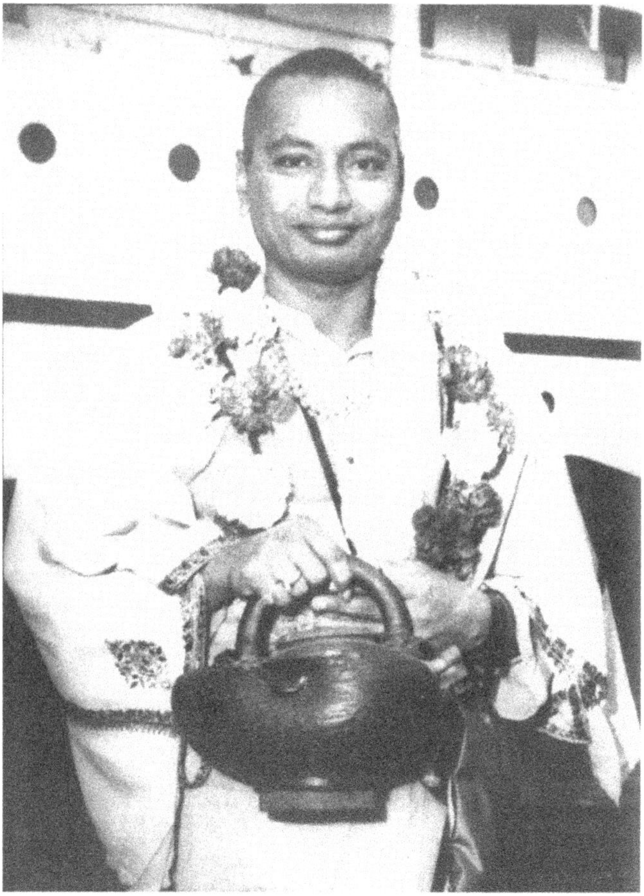

Du bist die Seele, das unsterbliche Selbst oder Gott.

9.8 *Gewahr bleiben*

Zwei Zugpferde

Aber all diese Worte sind nutzlos für uns. Wer fähig ist, zu erkennen, woher der Ich-Gedanke kommt, erkennt sofort: *Ah, das ist der Übeltäter, das ist der Schuft, der diese Trennung bewirkt, der die Harmonie unterbrochen hat, die in Wirklichkeit die ganze Zeit bestand.* Wie also wird man all das für immer los? Yoga sagt, die Antwort ist Abhyasa *(abhyāsa)* und Vairagya *(vairāgya)*.

Das Gefühl ist in mir, es ist Ich, also heißt es zu erkennen zugleich auch mich selbst zu erkennen. Das Gefühl hat zwei Aspekte, die sich gegenseitig ergänzen und komplementär zueinander stehen: Abhyasa und Vairagya.

Vairagya bedeutet der Wunsch, jede Regung auf dieses Selbst zu richten. Wenn du Antworten auf Fragen suchst wie: Was ist das für ein Gefühl, wo sitzt es, woher kommt es, in wem entsteht es? ist das schon Meditation. Abhyasa (Übung, Selbstdisziplin) ist die andere Seite davon. Das Ganze ist die Übung der acht Glieder des Yoga *(aṣṭaṅga yoga)*.

Beide – Vairagya, was auch bedeutet, die Färbungen des Geistes zu entfernen, und Abhyasa – befähigen uns, diese Färbungen zu entdecken, die diese emotionalen Zustände aufwerfen. Dazu treten wir in den Geist ein, hinterfragen die Unreinheit, die Verdrehtheit, und gelangen zu unserem natürlichen Zustand zurück.

Abhyasa bedeutet auch, darin wohnen. Alles Bemühen darauf zu richten, in der Wahrheit zu bleiben, ist Abhyasa. Es bedeutet mit einem Wort: Üben.

Das Sutra bezüglich Vairagya ist etwas komplizierter. Es bezieht sich auf Gegenstände, die man sehen und hören kann. Nach ihnen zu verlangen ist *Raga (rāga).* Das Abschneiden von solchem Verlangen ist *Vairagya.* Vairagya ist, wenn das Begehren auf sich selbst gerichtet wird – wenn nur noch intensives Verlangen danach besteht zu wissen, was das Begehren selbst ist, sobald es aufsteigt.

Obwohl ich Abhyasa und Vairagya als zwei getrennte Stufen beschrieben habe, gehören sie in Wirklichkeit zusammen. Ein Heiliger gab eine bedeutende, einfache Definition dieser beiden Wörter: *Nur noch dieses Bewusstsein zu kennen bedeutet, in der Wahrheit zu verweilen – das ist* Abhyasa. *Nicht zuzulassen, dass auch nur eine Vorstellung von Verschiedenheit aufsteigt, ist* Vairagya.

Selbst beim Sprechen, Essen, Herumschauen oder irgendetwas Tun soll man das Aufsteigen des Ich beobachten. Dieses Fragen muss ständig betrieben werden, nicht nur am Morgen und Abend. Wenn wir das Aufsteigen des Ich-Sinns im Wachzustand beständig beobachten – was immer wir auch tun –, geht die Untersuchung selbst im Traumzustand weiter – Wer träumt, wem geschieht der Traum? Letztlich ist dieses fortgesetzte Selbstbewusstsein sogar dann vorhanden, wenn du schläfst.

Yoga beschränkt dich nicht auf eine kleine Übungsreihe; was immer dich befähigt, in diesem kosmischen Bewusstsein zu bleiben, ist Yoga beziehungsweise Abhyasa, vorausgesetzt du bleibst bei dieser Praxis. Abhyasa erfordert die Integration deines gesamten Lebens. Das kommt der chassidischen Lehre nahe, nach der man sein gesamtes Leben Gott darbringen, ihm einen Kick zu Gott hin geben soll. Wenn das nicht der Fall ist, gibt es auch kein Abhyasa, keine wirkliche Praxis.

Eine neue Gewohnheit

Der Verstand ist ein Sklave der Gewohnheit. Er hat diese Formel gelernt: Ich bin der Meister, ich werde niemandem gehorchen. Und wenn du ihn jetzt bittest: Halt den Mund, ich möchte meditieren, wird er dir auch nicht gehorchen. Das ist die Tragödie. Versuche den Verstand zu kontrollieren, versuche es immer wieder: Es wird nicht funktionieren. Je mehr Druck du machst, desto schrecklicher wird er sich gebärden. Warum? Weil du, während du versuchst ihn zu unterdrücken, nur an das denkst, was du unterdrücken möchtest. Keine schlechte Gewohnheit kann durch direkten Angriff überwunden werden. Rama musste einen sehr starken Dämon namens Vali töten. Dieser hatte eine Gabe: Wer immer gegen dich kämpft, von dem wirst du die Hälfte seiner Kraft bekommen. Deshalb konnte ihn niemand besiegen. Er hatte immer seine eigene Kraft und dazu noch 50 Prozent der Kraft des Gegners. Rama, der Gott selbst war, musste sich hinter einem Baum verstecken und ihn erschießen, was für einen Krieger ganz und gar unehrenhaft war.

Die Geschichte zeigt, dass du niemals von Angesicht zu Angesicht mit deinem Geist kämpfen kannst. Wenn du nein sagst, wird der Verstand ja sagen. Wir müssen hinter den Geist gehen, mit Gott sein und dann kämpfen. Das Zurückziehen der Sinne und Gedanken *(pratyāhāra)* wird nur dann wirkungsvoll, wenn durch beständige Übung das Gefühl für die Gegenwart Gottes stark geworden ist. Wenn du dich hinsetzt, um Konzentration *(dhāraṇā)* zu üben und der Gedanke an jemand anderen kommt, dann versuche nicht, ihn zu verjagen. Das ist nutzlos: Du wirst mit ihm verjagt. Sage dir still und ruhig: Hier und jetzt. Dieser Mensch ist jetzt nicht da: Gott ist jetzt da. In dieser Zeit meiner Meditation werde ich in Gott leben und ich werde Gott in mir leben lassen.

Das ist keine Sache eines einzigen Tages. Du musst den Geist mit seiner eigenen Stärke oder Schwäche besiegen. Du musst seinen Schwachpunkt finden. Welcher ist das? Gewohnheit. Der Geist ist jetzt unser Meister, weil wir das Denken zu seiner Gewohnheit gemacht haben. Das Ganze muss umgedreht werden. Wir müssen bestimmte Zeiten festlegen, in denen wir ihn kontrollieren. Das muss eine Gewohnheit werden. Wir brauchen nur ausdauernd zu sein. Gott gibt dir Gelegenheiten. Dann wird eine neue Gewohnheit geformt. Das Abziehen der Sinne und Gedanken wird dann leicht. Konzentration wird dann ziemlich leicht.

9.9 Göttliches Leben

Als du dort saßt und das als Übung praktiziertest, war das Mantra oder die Gestalt von Gott der Gegenstand der Meditation. Wenn du jetzt aus deinem Meditationsraum kommst, wird alles was du tust augenblicklich der Gegenstand deiner Meditation. Meditation ist so nicht auf einen Teil des Tages oder ein Zimmer im Haus begrenzt. Ich lerne vielmehr die einfache Kunst total zu leben – dieser Geist. Die Aufmerksamkeit mag von einem Objekt zum anderen springen, aber jedes Mal herrscht völlige Aufmerksamkeit auf die eine Sache. Das ganze Wesen wird harmonisiert und auf diesen einen Gegenstand ausgerichtet.

Gemäß den Yoga-Texten steht am Anfang die Konzentration: Die Aufmerksamkeit ist in einem bestimmten Gebiet gebündelt. Sie befindet sich in diesem Gebiet, egal welche mentale Aktivität gerade stattfindet. Möglicherweise wirst du dann mit dem eins, worauf der Geist fokusiert ist. Das kleine Ich existiert nicht mehr, nur noch der Gegenstand deiner Aufmerksamkeit existiert. Wenn das geschieht, ist es Samadhi. Die Intelligenz ist unerschütterlich und ruhig.

Wenn du von deinem Meditationssitz aufstehst und dich auf weltliche Aktivitäten einlässt, dann lass dieses Gefühl fortschreiten. Übe Meditation jeden Morgen in dieser Art und Weise, ohne zu vergessen, dass es nur eine Übung ist – keine reale Sache. Was du übst, während du in Meditationshaltung da sitzt, ist nur als Hilfe gedacht. Wirkliche Meditation ist es, wenn du alles den ganzen Tag hindurch in einem Zustand der Meditation ausführst, mit deinem ganzen Wesen, im Einklang und ausgerichtet auf alles, was auch immer du jeden Moment tust. Erinnere dich bitte daran, dass diese Konzentration, diese Meditation, dieser Samadhi Leben selbst ist und nicht ein Teil des Lebens. Vielleicht ist Leben Teil dieses Samadhi!

Dann führt man ein göttliches Leben.

9.10 Vom Narbendasein Abschied nehmen

Zieh den Kopf ein

Es ist klar, dass die eigentliche Ursache – die Wurzel von allem Übel – unsere Vergnügungssuche ist. Ist das der inneren Intelligenz erst einmal klar, dann tritt ein ungetrübtes Gewahrsein dieser Suche oder Sucht nach Vergnügen ein. Im Licht dieses Gewahrseins wird ihr dann Einhalt geboten. Das Leben kann wieder voranschreiten, das Handeln nimmt seinen Lauf und erhält sich wie von selbst von Augenblick zu Augenblick im Fluss eines höchst intelligenten Entscheidens. Das Leben strömt natürlich dahin, wie immer sein Kurs und sein Bestimmungsziel auch sein mag. In der Bhagavad Gītā heißt es:

yadā saṁharate cā ´yaṁ kūrmo ´ngānī ´va sarvaśaḥ
indriyāṇī ´ndriyārthebhyas tasya prajñā pratiṣṭhitā (II-58)

Wenn er wie die Schildkröte, die ihre Glieder auf allen Seiten einzieht, seine Sinne von den Sinnesgegenständen zurückzieht, wird seine Weisheit beständig.

Die Schildkröte genießt das Leben, das bedeutet, was immer im Leben geschieht, ist für sie natürlich und Teil des Lebens. Die Schildkröte läuft nicht hinter etwas her. Die Schildkröte jagt nicht irgendeinem Vergnügen nach. Doch kann man deshalb nicht sagen, sie genieße nichts. Sie erfreut sich des Hierseins genauso wie des Dortseins. Deshalb das Schildkrötengleichnis in der Bhagavad Gītā.

Genieße dich selbst, bleibe dabei, wenn du Glück erfährst, doch spätestens wenn es bedroht ist, ziehe die Indriyas *(indriyās)*, die Sinne, zurück. Denn wenn das Denken oder der Geist meldet: *Das da ist der Gegenstand meiner Freude und der läuft mir gerade davon, und wenn ich ihm nicht nachlaufe und ihn einhole, werde ich mich elend fühlen!* bedeutet das, dass du gerade dem Unglück nachläufst: *Zieh den Kopf ein!*

Ich war, bevor diese Erfahrung aufstieg, ich bin jetzt und werde fortfahren zu sein, nachdem diese Erfahrung verschwunden ist! Das ist alles. Und da besteht absolut keine Möglichkeit zum Unglücklichsein, da gibt es kein Verlangen, da ist keine Erwartung, da ist nicht einmal ein Schnappen nach diesem und jenem. Das Verlangen wurde schon im Keim erstickt. – *Ich war, ehe diese Erfahrung hochkam, ich bin – und deshalb geschah diese Erfahrung überhaupt, und ich werde genauso sein, wenn diese Erfahrung vorüber ist. Wenn ich nicht wäre, wo hätte diese glückliche Erfahrung dann überhaupt stattfinden können? Nein – ich bin der Ursprung dieser Erfahrungen.*

In gleicher Weise kann man diese Methode ausdehnen, um sie auf den ganzen Ballast der Emotionen anzuwenden – so lernt man, dem Aufruhr vorzubeugen, noch ehe er entsteht.

Ich war vor dem und werde danach sein! Richtig, ganz einfach. Du hattest eine sehr glückliche Erfahrung, du hast also deinen Kopf herausgestreckt und dich an dem, was fließt, erfreut – und jetzt ist es vorbei. Versuche nun aber nicht, es zu verfolgen; da ist nichts, nur dieses Elend. *Zieh sofort den Kopf ein!*

Alle Wünsche in den Ozean leiten

Wie überwindet man das krankhafte Anklammern ans Leben, den Wunsch zu leben – die Hoffnung? Krishna legt diese Idee in der Gītā dar. Als Erstes bedarf es der unmittelbaren Einsicht, dass alles Leben von Alter, Krankheit und Tod vergiftet ist. Das heißt nicht, dass man nicht essen oder heiraten sollte oder aufhören müsste, dies oder jenes zu tun. Wenn aber die oben beschriebene unmittelbare, direkte Wahrnehmung stets vorhanden ist, dann wird dein Bewusstsein von diesen sogenannten freudigen und schmerzlichen Erfahrungen nicht mehr beeinflusst. Es läuft nicht länger hinter Vergnügungen her, weil es weiß, dass sie zeitweilig und nicht wirklich sind. Es wird nicht masochistisch nach

Schmerz Ausschau halten. Freud und Leid gehören zum Leben – es besteht kein Bedarf nach mehr. Wenn alle Wünsche zu dir, zur Quelle zurückkehren, herrscht wahres Vairagya, wahre Leidenschaftslosigkeit – das völlige Gegenteil von Leidenschaft und Begehren.

Im zweiten Kapitel malt die *Gītā* ein schönes Bild:

āpūryamāṇam acalapratiṣṭhaṁ
samudram āpaḥ praviśantiyadvat
tadvat kāma yaṁ praviśanti sarve
sa śāntim āpnoti na kāmakāmī (II-70)

Der erlangt Frieden, in den alle Wünsche
wie die Flüsse ins Meer eintreten,
das, von allen Seiten angefüllt, unbewegt bleibt
– aber niemals ein Mensch, der voller Wünsche ist!

Die Flüsse stehen hier für deine Wünsche, für deine Lebenserfahrungen. Das Schildkrötengleichnis gab uns den Hinweis, wie wir mit einem Verlangen umgehen können, das unser mentales Gleichgewicht bedroht. Nehmen wir einmal an, die Bedrohung sei schon eingetroffen – die Schildkröte hat ihre Glieder also schon eingezogen. Gehen wir nun von dieser Art der Erfahrung zu einer weiteren Erfahrung, von einer Bedrohung zur nächsten? Besteht mein ganzen Leben denn nur im Ausstrecken und Einziehen des Kopfes? Hat das denn kein Ende? Krishna sagt: *Doch, das hat ein Ende!* Das Ende ist erreicht, wenn du wie das Meer bleiben kannst, der weite Ozean, in den alle Wünsche einmünden und der nichts von der Gefahr des Austrocknens weiß. Er zieht seinen Kopf nicht ein, der Nacken bleibt lang und trotzdem war bis heute niemand imstande, ihm zu drohen, weil er unendlich ist.

Wenn du also das Unendliche, das du bist, erkennst, steigen keine Wünsche in dir auf, und wenn noch welche aufsteigen, dann nur in diesem Unendlichen – sie steigen dort auf und wogen sofort wieder zurück, steigen in dir auf und fallen in dich zurück.

Ozean sein

Die Lehre des Yoga legt dar, dass es dieses kosmische Wesen, diese kosmische Einheit, kosmische Harmonie, dieses kosmische Bewusstsein tatsächlich gibt, das rätselhafter Weise durch den Ich-Sinn zerrissen wurde. Der Ich-Sinn sagt: Das ist Ich, deshalb ist das Du. Dieser Unterscheidung entspringt ein endloser Strom von Sorgen, Angst, Furcht und Hass. Wie kann man dem ein Ende bereiten? Indem man erkennt, dass man selbst der Strom ist. In dem Moment, in dem du das wahrnimmst, hört die Bedrohung auf. Die *Ich habe Angst*-Dualität erschafft einen Unterschied zwischen dem Ich und der Angst. Wenn du weißt *ich bin Angst,* jagt dich die Angst nicht mehr. Du bist sie und es gibt keinen Kampf mehr. Die Angst als Angst fällt herunter.

Es besteht also keine Gefahr von außen. Tatsächlich gibt es gar keine Gefahr – du bist der Ozean, in den all diese Flüsse münden.

Alle Lebenserfahrungen gehen in dich ein, strömen in dich ein, in das Selbst; es gibt keinerlei Ablenkung.

Wenn du einen Gedanken des Glücks hast, erkennst du, dass auch dieser in dir geschieht. Ist ein Gedanke des Unglücks vorhanden, dann ist auch dies nur ein Gedanke, der in dir aufsteigt. Wenn da ein Meer der Liebe ist, dann steigt es in demselben Bewusstsein auf. Wenn da ein Meer der Furcht ist, steigt es in demselben Bewusstsein auf. Diese Dinge haben ihre ursprüngliche Bedeutung verloren.

Wenn du so unstörbar wie das Meer wirst, bleibst du das Meer, auch wenn eine Erregung geschieht. Es mag Millionen Wellen geben, aber immer noch bleibt das Meer das Meer. An diesem Punkt angekommen gibt es weder ein *Ausstrecken des Kopfes*, noch ein *Zurückziehen des Kopfes* oder ein *Einziehen der Glieder.* Da ist nichts. Du bist das Meer. Das heißt, du bist dir stets des Ganzen gewahr und niemals nicht gewahr, nicht einen Moment lang.

Was von da an geschieht oder nicht geschieht, ist Leben an sich.

Befreiung

Vivekananda sagte anlässlich einer Erläuterung zur Entsagung etwas sehr Schönes: Arbeite hart. Erwirb etwas und entsage ihm dann, denn was besäße andernfalls ein Bettler, dem er entsagen könnte? Also arbeite hart, werde gut, sehr gut, immer besser. Dann erkläre: Das bin nicht ich, es ist Gott. Das gehört nicht mir. An diesem Punkt werden alle üblen Eigenschaften, die die individuellen guten Eigenschaften bekämpfen, einfach ein Spiel des Geistes, nicht mehr. – Ich bin ist nicht wirklich Ich. Und Ich bin gehört nicht mir. Mein wird als nicht vorhanden erkannt, und Ich bin wird vom Göttlichen verschlungen. Das ist Befreiung (Moksha, *mokṣa)*.

Das Ende ist, wenn du wie das Meer bleiben kannst, der weite Ozean, in den alle Wünsche einmünden und der nichts von der Gefahr des Austrocknens weiß.

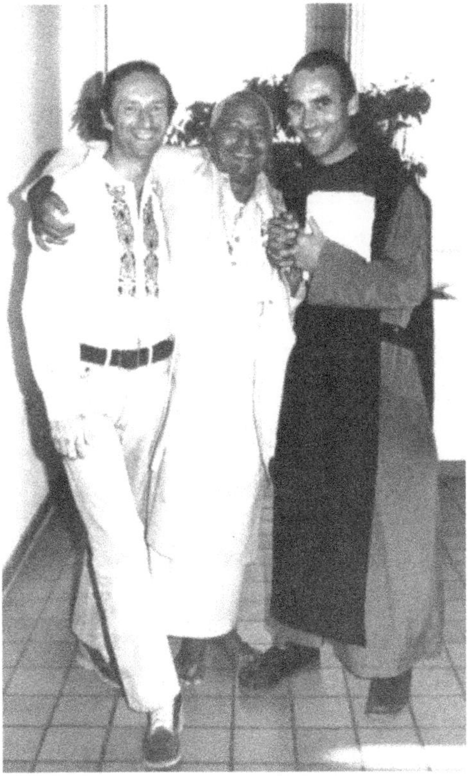

Diese Dinge haben ihre urspüngliche Bedeutung verloren. An diesem Punkt angekommen gibt es weder ein Ausstrecken des Kopfes noch ein Einziehen der Glieder. Da ist nichts. Du bist das Meer. Was von da an geschieht oder nicht geschieht, ist Leben an sich.

Der Prüfstein oder das Kennzeichen von Erleuchtung ist, dass sie niemals ihr Gewahrsein verliert. Der Preis der Freiheit ist diese ununterbrochene Wachheit, diese ewige Wachsamkeit.

10

Preis der Freiheit

10.1 Das Objekt in das Subjekt verwandeln

Unglücklicherweise ist in unserem Fall das Gewahrsein in eine Subjekt-Objekt-Beziehung und damit in der Trennung untergegangen. Der Weg führt in die Beobachtung oder Untersuchung, aber es ist wichtig zu wissen, dass jedes Objekt objektivierbar ist. Ein Gegenstand ist ein Gegenstand, aber als Wahrheit ist er objektivierbar. Und so müssen wir ihn wegwerfen und versuchen, tiefer nach innen zu schauen, um zu erkennen, dass ich das Subjekt in ein Objekt verwandelt habe!

Selbst-Entdeckung führt zu Selbst-Erkenntnis, was gleichbedeutend mit Samadhi, Erleuchtung, Freiheit, Befreiung und so weiter ist. Wir verstehen endlich, was mit Wissen gemeint ist: Es ist Wissen über etwas anderes, über ein Objekt. Aber das Selbst ist kein Objekt.

Selbstwissen ist kein Wissen über etwas anderes. Alles andere Wissen ist mit Denken verbunden; Selbstwissen ist vom Denken frei, ist direkte Verwirklichung.

10.2 Empfindsam für das Herz

Diese Art fortgesetzter Selbstbeobachtung kann erlernt und gemeistert werden. Dazu musst du aber dein Herz erfahren. Es muss für dich so wirklich sein wie das Ameisenkribbeln auf deinem Rücken oder das Kopfweh oder der Zorn, den du innerlich erfährst. Den Stuhl vor dir zu sehen bedeutet, einen materiellen Gegenstand wahrzunehmen. Sich des Kribbelns durch eine Ameise auf dem Rücken bewusst zu sein, ist eine Empfindung, und den Zorn zu spüren, ist ein Gefühl. Im einen wie im anderen Fall muss das Herz für dich sichtbar werden. Genauso wie du einen Kopfschmerz nicht erfahren kannst, wenn er nicht jetzt in dir ist, wie du nicht meditieren kannst, außer du bist in Meditation, so kannst du das Herz nicht erkennen, ohne dass es sich dir selbst offenbart. Das wird aber nur geschehen, wenn die Gedankenwellen dein Leben unerträglich machen, wenn all deine Wünsche und Begehren dich zu verletzen beginnen und sich der Geist ganz natürlich sich selbst zuwendet.

Das Herz kann nur erfahren werden, wenn der Wunsch von selbst abfällt. Nur wenn es weh tut, wird der Geist loslassen, was wir *das Schlechte* genannt haben – die Begehrlichkeiten, Lust, Gier und den Hass. Du brauchst sie gar nicht selber loszulassen. Wenn du in dir selbst eine gewisse Empfindsamkeit entwickelt hast, ist der Geist ohne irgendeine äußere Absicht bereit, sie loszulassen. Dann sieht man das Herz, man erfährt es. Das nennt man Meditation. Meditation kommt der Substanz des Herzens sehr nah. Aber wenn Selbstverdammung oder Selbstmitleid vorhanden sind, wird der Geist es ablehnen zu beobachten; und wenn Selbstgerechtigkeit dabei ist, wird der Zweck des Unterfangens völlig verfehlt.

10.3 Dorn des Gewahrseins

Genauso wie das Atmen nicht aufhört, egal, was du tust, so kann auch das Gewahrsein in dir beständig wach und strahlend bleiben. Dieser Blick nach innen kann beständig wachsam bleiben, ohne dass deine Aufmerksamkeit abgezogen wird, was auch immer du ansonsten zu tun hast. Du sprichst mit jemandem und währenddessen beobachtet dich etwas, ist Gewahrsein da, um zu bemerken, dass beispielsweise gerade eine Gefahr droht. Wird ein solches Leben enttäuschend sein? Frustration gibt es im spirituellen Leben immer. Wenn du das Leben von Jesus Christus oder Buddha studierst, findest du es von Enttäuschung durchzogen. Enttäuschung ist die Hälfte dieses Prozesses spirituellen Erwachens, weil wir versuchen, mit etwas umzugehen, das grundlegend ist. Bis du erleuchtet wirst, wird diese Enttäuschung alles tun, um dein Begleiter zu bleiben. Und das ist eine sehr gute Begleitung.

Wir sind nicht deshalb frustriert, weil wir unfähig sind, mit diesem Schatten umzugehen. Intuitiv erkennen wir, dass es nur ein Schatten ist, dass er nicht wirklich existiert, trotzdem verletzt er uns so schrecklich. Du kannst diesen Schatten nicht kaufen. Er ist wie die Phantom-Schmerzen von Gliedmaßen, die es nicht gibt.

Enttäuschung ist also etwas, das so lange dein Begleiter bleibt, bis du Erleuchtung erlangst. Du bist dann nicht deshalb nicht mehr frustriert, weil die Enttäuschung verschwunden ist, sondern weil *du* verschwunden bist.

Durch Selbstverwirklichung sind deine Probleme verschwunden, weil *du* verschwunden bist. Bis dahin werden Verzweiflung und Enttäuschung weitergehen: die Qualen der Trennung, die der Liebhaber erleidet, wenn die Geliebte gegangen ist. Für einen ernsthaften Wahrheitssucher gilt: Je mehr du dich dem Stadium der Erleuchtung annäherst, desto größer ist deine Enttäuschung. Da du diesem Licht der Wahrheit näher rückst, macht dir alles Sorgen und schmerzt dich. Dann wird etwas feiner und immer feiner und du bekommst das Gefühl, dass es fast unmöglich sei, noch zu leben. Alles scheint dir weh zu tun – jeder Gedanke ist schon eine Sünde. Das ist das Stadium, in dem überhaupt zu leben eine Tragödie bedeutet.

Die Kunst des Gewahrseins ist ganz ähnlich wie die Situation, in der du bemerkst, dass ein Dorn in deinen Fuß eingedrungen ist und sich nicht mehr entfernen lässt. Du bist äußerst wachsam, damit du keinen Schmerz auslöst.

Auch während du deine Arbeit tust, bist du darauf bedacht, den Dorn nicht noch tiefer in den Fuß eindringen zu lassen, um dir nicht weh zu tun. Wie lange machst du das? Wenn du nicht erleuchtet wirst, ein ganzes Leben lang.

10.4 Ans Ende gehen

Wie reagiert der Lehrer, wenn ihm der Schüler eine schöne Analyse des Lebens vorlegt, eine wie die von Rama im Yoga Vāsiṣṭha? Er wird wahrscheinlich versucht sein, die Arbeit zu schätzen und ihn zu belohnen. Der Meister wird dies auch tun, er sagt jedoch: *Noch nicht. Alles, was du gesagt hast, ist wahr, aber etwas fehlt noch: Du hast nicht untersucht und entdeckt,* wer *es ist, der all diese wunderbaren Ideen hat.*

Was ist der Unterschied zwischen einem intelligenten, verständnisvollen, anteilnehmenden Leben hier auf der Erde und einem Leben der Verzweiflung und Depression? Welche Rolle spielt die Intelligenz in diesem Spiel? Du hast schon erkannt, dass das Leben flüchtig ist und dass alles, was aufgebaut wurde, zerstört wird, dass alles, was einen Anfang hat, ein Ende haben muss. All das ist klar. Aber wer überprüft das alles, wer analysiert dieses Leben? Und welche Motivation hast du dabei, was fängst du damit an?

In einfachen Worten: Du hast gemerkt, wie furchtbar dieses Leben ist, aber was fängst du damit an? Kannst du es ändern oder gehst du aufs Klo und wimmerst vor dich hin? Ist es für dich möglich, dich vom Leben zurückzuziehen? Was ist die Welt und welche Beziehung hast du zu ihr? Wer bist du und wie kannst du dich vom Leben zurückziehen? Das sind die grundlegenden Fragen, die der Meister stellt.

Bevor ich wirklich und ehrlich das Problem des Jammertals dieser Erde lösen kann, muss ich die Antwort auf die noch grundlegendere Frage finden: *Was bin ich?* Was ist die Welt und welche Beziehung habe ich zu ihr? *Wer* bin ich?

Wenn ich diese Frage stelle, warum deute ich dann auf dieses Hemd? Erzähle mir nicht, dass ich das Hemd sei. Ich bin auch nicht dieser Körper. Dieser Körper wurde offensichtlich aus Kartoffeln gemacht. Warum deutet jeder auf mich hier und nicht nach dort drüben? Das ist eine große Frage. Warum nenne ich das hier einen Saal und nicht einen Kürbis? Warum gehe ich davon aus, dass jetzt Abend ist und nicht Mitternacht? Was ist Zeit, was ist Raum? Was ist ein Gedanke? Warum denke ich auf die Art, auf die ich eben denke? Oder, schlimmer noch: Warum denke ich? Nicht einmal das ist gewiss.

Wenn diese Fragen in unserem Herzen aufsteigen, wenn uns diese Gedanken über das Leben bis in unsere Träume verfolgen, dann verwirklicht sich die Schönheit des höchsten Yoga. Wir müssen ans Ende des Seils gelangen, ans Ende unserer Kraft, wir müssen Verzweiflung erfahren, wir müssen direkt an den Rand des Abgrunds gehen, bereit heruntergeschubst zu werden. Dann weißt du, was Gefahr ist, dann weißt du, was Gnade ist, dann weißt du, was jenseits von dem liegt, was man *Leben* nennt.

10.5 Ununterbrochen wach sein

Welche Art erweckter Intelligenz ist es, die uns inspiriert? Die erweckte Intelligenz erkennt, was Bindung und was Freiheit ist, in welchem Grad man beschränkt und in welchem Ausmaß man frei ist. Es bedarf großer Demut und eines fast unmöglichen Mutes, um das zu erkennen. Wenn jemand egoistisch sagt: *Ich spüre die Kälte nicht,* obwohl er innerlich fröstelt, ist das Überheblichkeit. Ein anderer erklärt: *Diese Saukälte! Nicht auszuhalten!* So jemand ist schwach. Wo liegt der Unterschied? Wenn ein Meister der Umstände (ein Swami) friert, zieht er einen Mantel an. Er verhätschelt den Körper nicht, gibt ihm aber, was nötig ist, und lässt ihn arbeiten.

Wenn man all das durchdenkt, kann man erkennen, dass eine solche Intelligenz erwacht ist, dass sie rein und ruhig ist. Ein solcher Mensch ist fähig, Weisheit aus allem in dieser Welt zu ziehen. Wenn er in einen Text schaut, wird ihm der Inhalt sofort klar, alle Wesen werden seine Gurus, und so weiter.

Der Prüfstein oder das Kennzeichen von Erleuchtung ist, dass sie niemals schläft, niemals ihr Gewahrsein verliert. Der Preis der Freiheit ist diese ununterbrochene Wachheit, diese ewige Wachsamkeit. Ewige Wachheit sieht anfangs nach harter Disziplin aus. Hat man aber einmal den Schlüssel zu dieser ganzen spirituellen Bewegung entdeckt, dann ist ewige Wachheit natürlich.

Dann verwirklicht sich die Schönheit des höchsten Yoga.

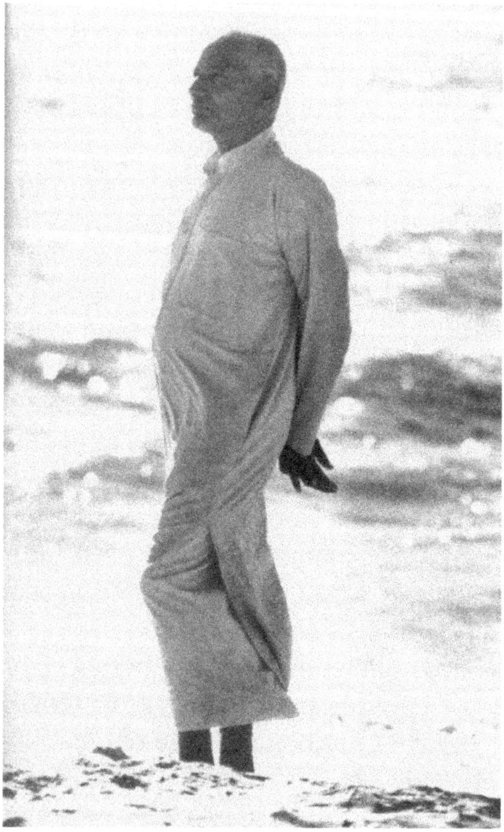

Wir müssen ans Ende des Seils gelangen, ans Ende unserer Kraft. Dann weißt du, was Gefahr ist, dann weißt du, was Gnade ist, dann weißt du, was jenseits von dem liegt, was man Leben nennt.

Tapas (tapas) bedeutet im Sanskrit verbrennen. Jede Aktivität oder Praxis, die den falschen Ego-Sinn oder das niedere Selbst verbrennt, ist Tapas.

11

Anstrengungslose Disziplin

Wir machen Selbstdisziplin und Tugend leicht zu unserem natürlichen Freund, wenn wir wirklich begreifen, dass sie nichts weiter bedeuten als die getreue Äußerung einer kraftvollen Suche nach Wirklichkeit. Das Suchlicht dieser Suche sucht nach den versteckten Ursachen davon, was in unserem Leben Schwierigkeiten bereitet – nämlich Ehrgeiz, Wünsche und Gier, Hass und dergleichen. Es ist nicht schwer zu erkennen, dass es sich dabei um nichts weiter als um vorübergehende Konstrukte aus dem Geist des Ego handelt.

Disziplin wird also erst möglich, wenn diese Einsicht ständig lebendig und wach ist. Dann wird das Leben natürlich, so wie Gott es gewollt hat. Denn wenn du und ich so leben, wie Gott es haben will, bedeutet das, dass nicht das Ego oder der Geist entscheidet, was ich tun oder nicht tun soll.

Kein Yoga ist sinnvoll, wenn man sich keine Selbstdisziplin auferlegt. Wenn du dich dem Jnana-Yoga zuwendest, tauchen dieselben Faktoren in Gestalt der *vier Mittel* auf. Sogar Karma-Yoga und Bhakti-Yoga kannst du ohne ethische Grundlage in Wirklichkeit nicht ausüben.

Selbst-Disziplin lässt sich durch keine andere Disziplin ersetzen. Alle heiligen Schriften der Welt enthalten Geschichten, um das zu veranschaulichen. Gott und seine Inkarnationen haben Macht über die Elemente, aber das menschliche Wesen bekämpft sie. Adam war sogar Gott gegenüber ungehorsam. Einer der Jünger von Jesus Christus wandte sich gegen ihn. Rama und Krishna hatten Feinde. Buddhas eigener Vetter schmiedete eine Intrige gegen ihn. Der Mensch wehrt sich gegen Beeinflussung. Er muss sich disziplinieren, aber wenn er nur das Wort *müssen* hört, vermutet er schon eine Einmischung von außen.

Krishna offenbarte in der Bhagavad Gītā eine große Wahrheit: *Du bist dein eigener Freund und dein eigener Feind. Wenn du ein Leben der Selbstbeherrschung führst, bist du dir ein Freund, doch wenn es dir an Selbstbeherrschung fehlt, bist du dein eigener Feind.* Hierin liegt keinerlei Zwang, es wird einfach eine Wahrheit ausgesprochen.

11.1 Ungeteilte Intelligenz arbeiten lassen

Im Yoga musst du die notwendige Disziplin oder Tugend selbst entdecken, aber nicht indem du darum kämpfst, die aufgelisteten Tugenden zu üben. Schon dass die Notwendigkeit dazu besteht, zeigt, dass sie nicht da sind, sondern eher ihr Gegenteil. Jedes Bemühen darum verbraucht im inneren Kampf Energie. Im Yoga ist der gesamte Körper an der Übung beteiligt. Die innere Intelligenz bringt ihn wieder ins harmonische Gleichgewicht. Der Körper handelt als Ganzheit, obwohl es so aussieht, als bestünde er aus vielen Teilen, von denen nur einige wenige beteiligt sind. Aber er ist eins. In der Meditation kannst du auf ähnliche Weise auch die Intelligenz kennen lernen, wie sie über die Körpergrenzen hinausreicht, auch über die Grenzen des Geistes mit seinen Gedanken und Gefühlen, und sogar über die Begrenzungen der Individualität. Was jenseits davon liegt, ist reine Intelligenz oder Bewusstsein, also wiederum unteilbar. Die Intelligenz, die im Körper wirkt, ist also ungeteilt und ebenso ungeteilt ist die Intelligenz, die im Universum wirkt.

Wenn du diese Wahrheit unmittelbar erkennst, folgt daraus mühelos Selbstdisziplin, die Entwicklung von Tugenden und allem, was dazu gehört. Es ist ungefähr so: Wenn du ein Kindergesicht zum Lächeln bringen willst, dann kitzelst du die Fußsohlen und versuchst nicht etwa die Wangen breit zu ziehen. Wenn du deine Einheit mit allem Leben erkennst, wird Selbstdisziplin ganz natürlich.

Verwirklichung ist das Licht, das die Dunkelheit der Unwissenheit vertreibt, aus der das Übel entstand und gedieh, das dieses Ich erzeugte und damit Lust, Zorn, Gier und alles weitere. Aber in diesem Licht entstehen keine derartigen Eigenschaften und es gibt keine Anstrengung, mit der diese Disziplin behaftet wäre.

11.2 Hohe Schule dessen, was ist

Denen, die Gott ergeben sind, die die Kunst erlernt haben, Gott nah zu sein, erscheint Selbstbeherrschung natürlich und leicht. Heißt das, dass dieser Mensch nicht isst, nicht arbeitet, keine Gefühle zeigt, nicht heiratet, keine Kinder aufzieht und kein Geld verdient? All das wird getan. *Saṁniyamyendriyagrāmam* – sämtliche Sinne, der ganze Körper und der Geist sind unter Kontrolle. Was hier nicht gesagt wird, ist: unter wessen Kontrolle?

Wenn du dich zu meditieren bemühst, entsteht ein unmöglicher Zustand. Das solltest du niemals tun. Solange du dich anstrengst, bemühst, solange schiebst du die Meditation vor dir her. Lass dich in sie hineinfallen. Warum musst du über Gott meditieren? Warum sollte nicht Gott über dich meditieren? Lass los, indem du erspürst: *Gott, du bist unendlich; ich kann nicht über Dich meditieren, ich kann Dich nicht begreifen.* Dann geschieht Meditation.

Genauso verhält es sich, wenn du eine schlechte Gewohnheit loswerden willst: Versuche nicht sie zu bekämpfen. Wenn du rauchst und erklärst: *Oh, ich will das Rauchen aufgeben,* wirst du es mit aller Wahrscheinlichkeit nicht tun. Du wirst vermutlich beginnen, nachts zu rauchen, sogar im Traum, weil sich der Geist daran festhält, weil er davon durchdrungen ist.

Ich bin sicher, dass du das schon erfahren hast: Wenn du sie liebst und ihn hasst, ist anzunehmen, dass du mehr an ihn denkst als an sie. Das, was du hasst, wird dich beherrschen. Tatsächlich wird uns gesagt, dass die Dämonen, die Krishna hassten, rasch Befreiung erlangt haben. Sein eigener Onkel, Kamsa, hasste ihn, und während der letzten paar Tage, als er wusste, dass Krishna ihn töten wird, dachte er an nichts anderes als an Krishna – und wurde so befreit.

Wenn du also eine üble Gewohnheit loswerden willst, übergib sie Gott – *Mein Gott, ich kann es nicht. Wenn Du einverstanden bist, dann versuche Du es, nicht ich!* Das ist etwas Fantastisches – augenblicklich hat die Sache ihren Wert verloren. Rauchen oder Nichtrauchen – beide werden als gleich wert- und sinnlos erkannt. Sobald dein Herz (nicht dein Geist, nicht deine Lippen) sagt: *Dein Wille geschehe,* haben beide Alternativen ihren Wert verloren. Die Himmel werden nicht einstürzen, wenn du noch eine Zigarette rauchst, und sie werden auch nicht einstürzen, wenn du aufhörst zu rauchen; einmal wirst du das Rauchen sein lassen, wenn nicht lebend, dann wenn du tot bist! Warum in aller Welt regen wir uns denn so darüber auf? Warum ist es so wichtig, ob du dies tust oder nicht tust? Keines von beidem ist wichtig. Wenn du sagen kannst: *Herr, Dein Wille geschehe*, wird eine gewaltige Last von deinen Schultern genommen! Frieden ist in dir – und daher keine Aufregung mehr, und das Spiel des Geistes und das Ego werden so klar erkannt wie eine Frucht auf deiner Hand. Was dann daraus entsteht, ist die Beherrschung des Geistes und der Sinne.

Diese Kontrolle trifft vielleicht nicht auf das Rauchen zu, aber es kann zum Beispiel sein, dass eine junge Frau und ein junger Mann, die beide spirituell sind, einander anschauen. Er sagt: *Mein Gott, welche Versuchung! O Herr, o Herr, ich sollte sie nicht mehr anschauen.* Dann träumt er von ihr, was zwecklos ist. Wenn er aber sagen kann: *Herr, keines von beidem hat eine Bedeutung; gut, möglicherweise verliebe ich mich in sie, aber genauso kann es sein, dass ich nie mehr an sie denke. Herr, lass Deinen Willen geschehen!* – dann hat das Ich erkannt, dass es nicht *meine* Angelegenheit ist.

Keines von beiden hat irgendeinen Wert – beides ist unsinnig: sich zu verlieben wie sich nicht zu verlieben. Wenn du das erkennst, entsteht überhaupt keine innere Aufregung. Dein Herz ist im Frieden und du verstehst ganz klar. Das ist die Kontrolle, von der hier die Rede ist. Nicht du kontrollierst den Geist und die Sinne, sondern das, was *ist* (Gott), kontrolliert Geist und Sinne im Einklang mit Seinem Willen.

Trotzdem könnte es passieren, dass du dich verlieben musst und heiratest. Gut, dann tue es. Es ist aber auch möglich, dass das nicht eintrifft – auch gut, mach dir nichts daraus. Vielleicht kommt bei der ganzen Sache heraus, dass du dieses Mädchen anschaust und sagst: *Leb wohl, meine Liebe. Wahrscheinlich klappt es nicht.*

Oder du siehst sie ein paar Tage später Hand in Hand mit einem anderen weggehen und du fühlst dich absolut nicht betroffen. Das ist Selbstbeherrschung und diese Kontrolle kommt nicht durch das Ich zustande, sondern sie *geschieht* einfach.

Falls jemand diese Lehre versteht und in der Liebe Gottes lebt, stellt sich die Kontrolle des Geistes und der Sinne ganz von selbst ein und es kann keine Rede von Überwindung, Anstrengung und einer vorgefassten Meinung davon sein, was sein sollte oder nicht sein sollte. Es ist ein völliges Sich-Überlassen, weil dieser Mensch in das kosmische Sein eingetreten ist.

Niemand tut etwas anderes als Seinen Willen. Gott hat fünf Funktionen: Schöpfung, Erhaltung, Zerstörung, Verschleierung und Gnade. Niemand macht etwas anderes als das. Die einzige Sünde ist, dass der Mensch fühlt, er tue das alles.

12

In den Fluss natürlichen Handelns eintreten

12.1 Im Netz der Wahlfreiheit

Es liegt etwas Schönes in den natürlichen Erscheinungen. Es ist schön, dass sie unvermeidbar sind und sogar unvorhersehbar. Da gibt es keine Verwirrung, keine Unentschlossenheit; da ist Weisheit. Kommt etwas Derartiges aber auf das menschliche Wesen zu, entstehen Verwirrung und Unentschlossenheit. Wir spüren, dass wir uns entscheiden müssen, und natürlich ist das, was wir da tun, künstlich und unnatürlich. Die Verwirrtheit wird dann durch unseren verdrehten Verstand mit dem Konzept von der Wahlfreiheit wirkungsvoll maskiert: *Die Bäume haben keine Wahl, die Vögel haben keine Wahl, doch Menschen sind ja höherstehend und haben also die Wahl!*

Es geht um die Wahl zwischen dem, was gut ist (und oft nicht angenehm für den Vergnügungssüchtigen) und andererseits dem, was angenehm ist (das meistens nicht gut ist). Der Geist betrachtet dann seine Phantasie-Schöpfungen als freie Wahl. Er zieht das Angenehme vor, fürchtet aber die üblen Folgen; er liebt das Gute, aber nicht die unangenehmen Folgen. Er hofft, dass sie sich irgendwie verflüchtigen – und schiebt in dieser Hoffnung die Entscheidung auf die lange Bank. Aber das Verschleppen vertieft das Problem. Dann türmen sich Hindernisse auf, stellen sich Vorbehalte ein und machen spontanes Handeln unmöglich, die Tatkraft versandet.

12.2 Wertfrei erfahren

Abhyasa muss mit Vairagya verbunden sein. Was *Vairagya* genannt wird, ist äußerst schwierig zu definieren, weil alle Definitionen das Gegenteil voraussetzen: *Loslösung* beinhaltet, dass man verhaftet war. Das ist nicht Vairagya. Es ist nicht ein Nicht-Mögen oder eine Unbestimmtheit. Es ist weder Ablehnung noch Vernarrtheit. Wenn während deiner Hatha-Yoga-Übung ein weiches Handtuch unter dir liegt, gefällt das deinem Nacken. Diese Zustimmung oder Ablehnung gehört nicht zu *mir*, sondern zum Körper. Die Haut antwortet positiv auf eine erfreuliche See-Brise und negativ auf eiskalten Wind oder Wüstenhitze. Das ist verständlich, natürlich. Wenn du aber sagst, *ich liebe ihn oder ich hasse ihn*, ist das nicht natürlich. Das gibt es in der Natur nicht, es ist vielmehr eine Verdrehung der Natur.

Wenn du beginnst, das zu verstehen, dann nimmt dein Herz, Geist oder Bewusstsein die verursachenden Faktoren von Gutheißen und Ablehnen *(rāga-dveṣa)*, alles, was Anziehung oder Abneigung verursacht, nicht mehr wahr. **Dieser Zustand, in dem dein Bewusstsein diese Gründe überhaupt nicht mehr registriert, ist Vairagya.**

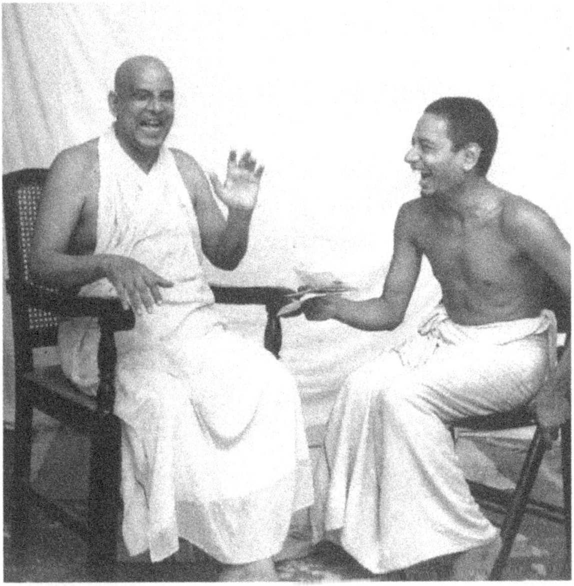

Es gibt keine Wahrnehmung von Erfahrungen mehr. – Lass das Leben weiterfließen, die Empfindungen, den Körper, die Lebenskraft, die Zustimmung zu gewissen Dingen und die Ablehnung anderer.

Lass dir dein Leben dadurch nicht verderben. Wenn dein Finger absichtlich oder unabsichtlich an dein Auge stößt, folgt daraus keine Anklage des Auges, weil der Finger und das Auge zum gleichen Organismus gehören. Es entsteht kein Widerwillen, kein Hass gegen den Finger. Wenn die Hand eine Mücke verjagt, die auf der Wange sitzt, besteht keine besondere Liebesbeziehung zwischen Hand und Wange. Diese Dinge gehen natürlich vonstatten. Das innere Bewusstsein wird durch diese Erfahrungen nicht verändert. Es gibt kein Urteilen, kein Verdammen und deshalb keine Notwendigkeit zu vergeben oder zu vergessen.

Nur wenige unter uns sind sich dessen bewusst, was dieses natürliche Handeln oder göttliche Leben bedeutet. Wir leben ein mechanisches Leben, wir glauben für alles, was wir tun, einen Grund, ein Ziel zu haben oder einen erhabenen oder höheren Sinn und Zweck zu verfolgen; wir erkennen aber nicht, dass die Begründung erst entsteht, wenn die Handlung schon ausgeführt wurde. Wir erkennen die geistige Handlung nicht als solche, sondern halten nur äußeres Handeln für Handeln.

Zuerst ist da ein Gedanke (eine mentale Handlung) oder eine Absicht, dann die Rechtfertigung und dann erst fließt das alles in die äußere Handlung ein. Der Gedanke steigt aufgrund psychischer Bedingungen auf, die unbemerkt wirken. Wenn wir das sehen, hört das Rechtfertigen auf, beobachtet die Intelligenz den inneren Prozess und nimmt die psychischen Konzepte wahr. Wenn diese Intelligenz die Gefahr erkennt, die aus einem derart bedingten Leben entsteht, findet ein plötzlicher und radikaler Wandel direkt im Ursprung der Handlung statt; die psychische Konditionierung wird stillgelegt und das Leben wird natürlich, göttlich.

12.3 In Licht handeln

Vielleicht gibt es Methoden, wenn man aber einige ausprobiert hat, erkennt man, dass in Wirklichkeit keine Methode oder Technik nötig ist, beziehungsweise dass das Entdecken der Wahrheit nicht das Ergebnis all dieser Praktiken ist. Aber deshalb darf man sich auch nicht auf die faule Haut legen und sagen: *Es gibt kein Verfahren, weil allein die Wahrheit existiert!* Auch dann bleibst du lebenslang ein Narr. Die andere Haltung, sich ausschließlich Techniken zu verschreiben, ist genauso riskant. Man verfängt sich in der Technik, man ist so ehrgeizig im Üben, investiert so viel Zeit, Kraft und Engagement, um sie anzuwenden, dass man keine Zeit mehr hat, zu staunen oder sich zu fragen: *Für* wen *mache ich das alles eigentlich?* Solche blinden Handlungen sind Sklavenarbeit. Die Bhagavad Gītā erklärt, dass auch wenn dein Leben aus den wunderbarsten, rühmlichsten, religiösesten oder sozialsten Taten bestehen würde, es ohne Hingabe an Gott ein verschwendetes Leben wäre.

Andererseits muss man klar erkennen, dass Wahrheit entdeckt werden will und Entdecken alle Arten von Bewegung einschließt. Ich muss Wahrheit entdecken und das ist Handeln. Warum? Weil Leben an sich Handeln ist. Kann ich durch das Leben die Wahrheit entdecken und genau im Auge behalten? Wenn du die Sache klug betrachtest, siehst du, dass Tun und Erkennen Hand in Hand gehen.

Führt Handeln zu Erkennen oder Erkennen zum Handeln? Weil Handeln Leben ist und die gesamte Bedeutung des Lebens im Entdecken der Bedeutung des Lebens liegt, bildet erleuchtetes Leben eine Art Grundlage dafür: *Ich muss Erleuchtung haben, damit sie mich in meinem Leben richtig führt.* Oder: *Ich muss in der Weise leben, dass ich Erleuchtung erlange.* Wie kann man beides als eines sehen, ohne das Vorhandensein des einen zugunsten des anderen abzulehnen? Das ist das Wichtige daran.

12.4 Leben ohne Hoffnung

Ist es möglich, eine Handlung zu planen, ohne sie mit einem Ziel und einer Hoffnung zu verknüpfen? Natürlich erkennt man, dass auch im Hoffen dieses ewig gegenwärtige Risiko der Enttäuschung steckt. Ein christlicher Mystiker sagte einmal: *Man muss Enttäuschung riskieren, um Hoffnung zu verwirklichen.*

Aber ist Handeln (das ja Leben bedeutet) wirklich und wahrhaftig mit Hoffen verbunden? Hat Hoffnung die Macht, die Richtung unseres Handelns oder unseres Le bens zu ändern? Oder entsteht Hoffnung nur, um unsere Ängste zu kaschieren – Angst, die oft sogar dann aufkommen will, wenn andere unsere Handlungen loben? Wenn wir ehrlich sind, merken wir sofort und ohne den leisesten Zweifel, dass sich unsere Hoffnungen nur sehr selten verwirklichen, und wenn sie es tun, dann oft nur, weil sie zufällig der Wirklichkeit entsprechen. Wenn aber gar keine Hoffnung besteht (also auch keine Angst), ist die Aufmerksamkeit oder Intelligenz von der Ablenkung durch die Zukunft befreit; es entsteht Gewahrsein der unmittelbaren Gegenwart, und ohne die geringste Hoffnung, dass die Sommerhitze nachlässt, suchst du dir ein kühles Plätzchen im Haus. Das bedeutet Leben ohne Hoffnung oder Angst.

Gibt es so etwas wie eine Zukunft? Grammatikalisch gesehen wird es eine Zukunft geben. Aber es gibt keine Zukunft. Wir hoffen, dass es eine Zukunft geben wird; wir hoffen auf die Fortsetzung des Ich; wir hoffen, weil eine Angst besteht, es könnte nicht so sein. Wo keine Angst ist, gibt es auch keine Hoffnung. Wenn Gewissheit herrscht, gibt es weder Angst noch Hoffnung. Wo Angst ist, entsteht Hoffnung, um die Angst zu bemänteln.

Aber Leben lebt – und hat keine andere Wahl. Es braucht kein Motiv, kein Ziel, keinen Grund oder Zweck. Natürliches (göttliches) Handeln und Leben kommen aus einem Leben in Gott, einem Leben im Selbst.

12.5 Leben ohne Zeit

Und diese beiden – Hoffnung und Furcht – verbünden sich, um so etwas wie Zukunft zu erschaffen. Es gibt sie nicht. Und auch, *in der Gegenwart zu leben,* wie man sagt, ist falsch. Schon bevor ich das Wort Gegenwart ausspreche, ist sie vorbei. Es gibt keine Zeit, die *Gegenwart* ist.

Solange du im Glauben an eine Zeit gefangen bist, wird es Schwierigkeiten und Spannungen geben. Zu sagen, dass es eine Vergangenheit gibt, ist schon grammatikalisch falsch – es gab eine Vergangenheit. Kannst du in der Vergangenheit leben? Das kannst du nicht. Sie ist vergangen. Die Vergangenheit kommt vage als Erinnerung auf. Vage, weil ich mich nicht an alles erinnere, und andererseits kann ich mich an Dinge erinnern, die gar nicht geschehen sind. Es gibt also keine Vergangenheit, nur Erinnerung.

Braucht das Leben diese Einteilung, genannt Vergangenheit, Gegenwart und Zukunft? Ist das Leben nicht in sich selbst vollständig? Es mag zwar Gedächtnis und Erinnerung geben, aber die Vergangenheit ist für unser Leben völlig unerheblich. Deshalb: Kann ich *jetzt* auf mich selbst schauen und sehen, ob es möglich ist, eine radikale und sofortige Veränderung geschehen zu lassen? Unmittelbar zu erkennen, was mich tun lässt, was ich tue? Falls das geschieht, hört die Erinnerung auf, sofort, und ich gelange zum Innersten meines Wesens. Wenn du diesen Wesensgrund berührst, brauchst du keine Erinnerung mehr, keine Hoffnung, keine Furcht.

Du trittst in eine Zeitlosigkeit ein, die das Leben selbst ist. Dann siehst du, dass Leben zeitlos ist, Bewusstsein zeitlos ist, das Leben in Bewusstsein fließt, das sich selbst genügt. Du bist für immer frei davon, Erinnerungen nachzujagen, Hoffnungen, Ängste zu haben. Lass das Leben fortschreiten und es gibt kein Problem mehr, weil Leben in dem verwurzelt ist, was war, was ist und sein wird, was Gott ist. Das was ist, das was war, wird fähig sein, jede Situation im Sein-Werden zu lenken!

12.6 Wünschen wie ein kleines Kind

Mayi saṁnyasya matparāḥ – Um wahre Gottliebende zu sein, müssen wir entsagen können. Du kannst deinen Kopf rasieren oder den Bart und das Haupthaar lang werden lassen – das ist sehr leicht und bereitet keinerlei Schwierigkeiten; du kannst deine Frisur buchstäblich bei jeder passenden Gelegenheit ändern – aber was im Kopf ist, kannst du nicht ändern. Große Entsagende erklären dir vielleicht, das Rasieren des Kopfes sei nur symbolisch zu verstehen, es stehe nur für das Aufgeben der im Gehirn sitzenden Konzepte, für das Abrasieren der Vorurteile und Ideologien des menschlichen Geistes. Aber das ist nicht leicht und deshalb lassen wir es weg. Oder wird unter *Entsagen* lediglich das Anziehen dieser schönen ockerfarbenen Gewänder verstanden (oft verbergen sich Schurken unter diesen Gewändern)? Wenn *Entsagen* bedeutet, auf die Welt und alle Beziehungen zu verzichten – worin besteht dann die Liebe? Kann ich Gott lieben und mich gleichzeitig von allem abwenden, was Gott darstellt? Kann ich Gott lieben und dich hassen oder dich im Stich lassen? Krishna gibt in der Bhagavad Gītā bahnbrechende Definitionen:

kāmyānāṁ karmaṇāṁ nyāsaṁ
saṁnyāsaṁ kavayo viduḥ (XVIII-2)

Die Weisen verstehen unter Entsagung das Aufgeben von Handlungen, die auf Wünschen beruhen.

Das ist äußerst schwierig. Du kannst es nur tun, wenn du wie ein kleines Kind bist.

12.7 Handlung richtig zuordnen

Krishna weist auf einen weiteren Aspekt hin:

ye tu sarvāṇi karmāṇi mayi samnyāsa matparāḥ (XII-6)

Wer all sein Tun Mir zuordnet...

Hier bedeutet *Entsagen: richtig zuordnet.* Es ist aber nicht damit getan, diese Worte lediglich im Mund zu führen und zu erklären: *Ich tue nichts, Gott tut alles,* sondern wir müssen in den Geist eindringen, wir müssen unser Herz und unseren Verstand in Gott eingehen lassen.

Wenn Herz und Verstand in Gott eingegangen sind, entstehen alle Handlungen ganz natürlich in Ihm, fließen in Ihm und enden in Ihm. Wenn du selbst in Gott bist, wer tut dann etwas? Bestimmt nicht du. Zum Beispiel spreche jetzt *ich* hier und nicht die Zunge, denn die Zunge selbst hat keine Macht zu sprechen. Die Zunge ist nur ein Instrument; ich bin der Sprechende. Wenn ich in diesem Gott bin, wenn ich mich in dieses allgegenwärtige Sein hineinbegebe, wer handelt dann? Nicht ich. *Er* tut es. Das ist Sannyasa (*saṁnyāsa)* – jedes Tun dort zuordnen, wo es hingehört. Das Tun ist Gottes Tun und somit entsteht es in Ihm.

Wenn du für einen Augnblick in das Gesagte eindringst, wirst du feststellen, wie schön, wie faszinierend es ist. Du wirst gleichzeitig zu allem und zu nichts. Das Ich als solches hat keine Kraft und wenn es überwunden ist, erhebt sich die Allmacht. Die Schönheit von Sannyasa ist, dass du lernst, eine Handlung an den richtigen Platz zu stellen. Es wird von uns nicht verlangt, zu halluzinieren oder uns Dinge einzubilden, sondern zu erkennen.

Im Sanskrit bedeutet Entsagen (Sannyasa) *richtiges Zuordnen* und nicht einfach *ein Swami sein*. Wie soll man diese Einsicht so werten, dass jedes Handeln ein erleuchtetes Handeln wird? Wenn wir diese Wahrheit entdecken, unterliegen wir nie mehr irgendeiner Täuschung. Du bist jetzt zwar unwissend, aber diese Unwissenheit verschwindet, während die Handlungen das bleiben, was sie immer waren. Sobald das Missverständnis beseitigt ist, erkennst du Wahrheit als Wahrheit. Versuche aber nicht zu erraten, was Wahrheit ist, bevor du das Missverständnis beseitigt hast, denn das ist das Missverständnis!

Aus dir selbst heraus kannst du absolut nichts tun. *Er* tut alles. Was du in Ihm tun musst, ist Teil jener Allmacht; deine Existenz ist Teil jenes Unendlichen. Das Unendliche manifestiert sich auf unbeschreibliche, zahllose Weisen – mit hellen oder dunklen Haaren, mit kantigem oder langem Gesicht, und so weiter. Stelle weder Vergleiche noch Gegenüberstellungen an – *dies ist ein schönes Gesicht, jenes ist hässlich* –, sondern erkenne lediglich, dass es sich um die Verkörperung, die Sichtbarwerdung des Unendlichen handelt. Warum tun Menschen, was sie tun? Das ist die Herrlichkeit des unendlichen Gottes. Das Unendliche vermag ungezählte Wunder an zahllosen Orten zu wirken. Wenn du das erkennst, beginnst du alles und jeden zu lieben.

Der Yoga Vāsiṣṭha sagt ganz klar, dass jener ein Erleuchteter ist, der in den zwei folgenden Situationen unverändert bleibt: Die allerschönste Frau will ihn umarmen und eilt auf ihn zu. Ein Mörder mit gezücktem Dolch kommt auf ihn zu, um ihn zu töten. Beide lächelt er an: *Gott kann dieses tun und Gott kann jenes tun. Warum nicht?* Der unendliche Gott offenbart sich auf unzählige Weisen. Das ist Sannyasa: eine Handlung in die Wahrheit stellen, dahin wo sie hingehört. Und die Wahrheit ist: All dies entsteht in Gott, existiert in Gott und wird in Gott aufgelöst. Es gibt nichts als Ihn. Er ist es, der alle Handlungen tut. Milliarden von Zellen verrichten eine Vielzahl von Funktionen, aber du sagst: *Ich verdaue mein Mittagessen, ich spreche, ich sehe*, weil diese Milliarden von Zellen alle von dir abhängig sind; sie sind deine Werkzeuge. Auf gleiche Weise wird alles von *Ihm* getan, was immer wir tun – seien es Taten, die wir als gut, als schlecht oder als neutral betrachten – alles wird von *Ihm* getan.

ye tu sarvāṇi karmāṇi mayi saṁnyasya matparāḥ
ananyenaiva yogena māṁ dhyāyanta upāsate (XII-6)

Die, die an Mir festhalten, indem sie alles,
was sie tun, Mir zurechnen
und so durch einen Yoga ohne einen anderen
über Mich meditieren

12.8 Es muss einfach geschehen

anapekṣaḥ śucir dakṣa udāsīno gatavyathaḥ
sarvārambhaparityāgī yo madbhaktaḥ sa me priyaḥ
(XII-16)

Wer ohne Bedürfnisse ist, rein, tüchtig,
unbetroffen und unbekümmert,
allem Unternehmen und Beginnen entsagend – wer
Mir so ergeben ist, der ist Mir lieb.

Die zweite Zeile ist ein wenig verwirrend. Wörtlich bedeutet sie: *Einer, der nichts Neues unternimmt, der auf jedes neue Vorhaben verzichtet.* Das heißt, jemand der Gott völlig ergeben ist, nimmt keine neuen Verpflichtungen auf sich. Was will das besagen? Rāmana Maharṣi schlägt die Auslegung vor, dass der Yogi (oder ein Weiser oder Gottliebender) keine Handlung aus eigenem Antrieb unternimmt, sondern immer als Reaktion auf etwas, was ein anderer anregt. Das ist der eine Standpunkt. Aber wenn du ganz nahe bei einem dieser großen Heiligen gelebt hast, weißt du, dass sie scheinbar sogar große Tätigkeiten aktiv eingeleitet haben. Was haben sie getan? Sie wissen unmittelbar, dass dieser Wunsch nicht in ihrem Ich entsteht, sondern im Göttlichen. Sobald man erkennt, dass das *Ich-bin-Bewusstsein* nicht das Ego ist, sondern eine Zelle im kosmischen Körper Gottes, ein Funke in dieser kosmischen Feuersbrunst, die *Gott* genannt wird, geht die Handlung in Wirklichkeit nicht von dir aus, sondern von Gott. Dabei kann ohne weiteres der Eindruck entstehen, dass du gerade ein Projekt in die Wege leitest.

Das ist etwas, was der Verstand nicht erfassen oder die Persönlichkeit vortäuschen kann, so als wäre sie dazu fähig. – Es muss einfach geschehen.

12.9 Fortschritt ohne Ziel

Jemand, der auf diese Weise das Nicht-Vorhandensein des Ich-Sinns entdeckt hat – als Schauspieler in diesem Drama hier – verhält sich entsprechend und ist deshalb an nichts mehr gebunden.

Jemand, der überhaupt kein Ziel hat, gewinnt nichts, erreicht nichts. Es gibt kein Ziel und deshalb kein Erreichen eines Ziels. Es gibt in seinem Fall keinen Erfolg und keinen Misserfolg.

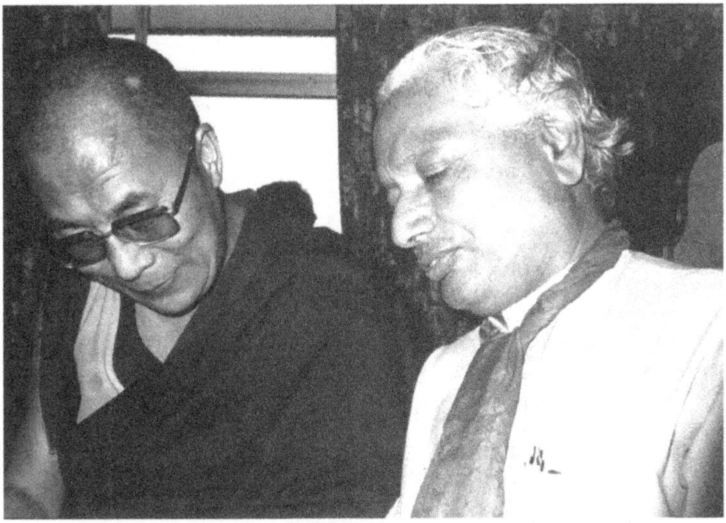

Erfolg existiert für ihn nur als ein Fortschreiten der Zeit, Fortschritt in dem Sinn, dass eines nach dem anderen geschieht. Deshalb ist für ihn alles eine Sache des ständigen Fortschritts.

Wenn du siehst, dass jemand etwas tut, was du nicht richtig findest, sollst du dann den Knüppel nehmen und kämpfen oder deine eigenen Gefühle unterdrücken? Wir, die wir gewohnt sind, die Wege des Lebens im Entweder-Oder zu beschreiten, sehen nicht, dass es eine dritte Möglichkeit gibt. Sie besteht darin zu sagen, was du zu sagen hast, aber ohne den geringsten Wunsch den Gesichtspunkt des anderen zu unterdrücken – das kannst du einfach nicht, in keinem Fall. Das „Widerstehe dem Teufel nicht" schließt aber nicht ein, den Mund zu halten. Wenn dein Gesichtspunkt etwas als schlecht erkannt hat, ist die Grenze von „Sehe nichts Schlechtes" längst überschritten. Die andere Grenze – widerstehe nicht – ist in die Ferne gerückt. Beobachte das einmal.

13

Vier Wesenszüge menschlicher Beziehung

13.1 Das Gefühl der Identifikation

Patañjalis Yoga ist äußerst praktisch: Ich sitze und meditiere. Dann muss ich hinausgehen und Menschen treffen. Wenn ich aber jetzt mein Herz wieder beschmutze, was ist dann der Nutzen meiner Meditation? Yoga verbindet beides miteinander – innere geistige Schulung und äußere geistige Schulung. Das äußere Bhavana besteht aus der vierfachen Haltung gegenüber Menschen, wenn wir mit der Welt umgehen müssen. Hier ist wieder nicht das Denken bestimmend, sondern das Bhavana. So sagt mein Verstand beispielsweise: *Ich denke, er ist ein Doktor,* aber mein Bhavana sagt bewundernd: *Er ist ein Weiser, er ist Gott selbst.*

Eine Mutter hat zwei Kinder. Eines ist intelligent und sehr gut und das andere ist stumpfsinnig und schlecht. Die Mutter schaut das eine an und ihr Gehirn erklärt: *Er ist ein guter, intelligenter Junge.* Sie schaut das andere an, und sagt: *Er ist dumm und ein schlechter Kerl.* Es ist der Geist, der das sagt, aber das Herz sagt: *Ich liebe sie beide.* Da ist kein Unterschied. Der Geist und der *bewusste Verstand* sagen, der eine ist gut, der andere schlecht. Das *Herz* sagt, *das sind meine Kinder, ich liebe sie.* Das ist das Gefühl der Identifikation, des Einsseins – Bhavana.

13.2 Vier Arten der Identifikation

In unserer Haltung gegenüber den Mitmenschen lassen sich vier Bhavanas unterscheiden. Sie sind nicht das Werk des Geistes als des bewussten Verstands (Manas).

Adveṣṭā sarvabhūtānāṁ maitraḥ karuṇa eva ca (XII-13)

Er lehnt niemanden ab, ist freundlich zu allen und hat Mitgefühl.

Hier finden wir etwas Interessantes. In den Yoga-Sūtras und auch anderswo wird gesagt, ein ernsthafter Yogi besitze vier Wesenszüge in seiner Beziehung zu anderen Menschen: Maitri (*maitrī*), Karuna (*karuṇā*), Mudita (*muditā*) und Upekscha (*upekṣhā*). Die übliche

Erklärung lautet: Maitri bedeutet Freundlichkeit gegen Gleichgestellte. *Karuṇa* ist Mitgefühl gegenüber Menschen, die untergeordnet sind. Mudita heißt Entgegenkommen oder Ausdruck der Freude Höhergestellten gegenüber. Jemand ist höher als du. Du bist glücklich darüber. Und Upekscha bedeutet Gleichmut gegenüber schlechten Menschen.

13.3 Unbestimmt bleiben

Es gibt eben doch einige Menschen, von denen der menschliche Geist sagt: *Ah, er ist ein schlechter Kerl.* Was macht man da? Das Bhavana ist hier Upekscha: *bleibe unbestimmt.* Diese Person gibt es für dich gar nicht. Denke nicht einmal an sie. Wenn dein Geist erklärt, dass jemand schlecht ist, dann lehne es strikt ab, an ihn zu denken. Das ist etwas Wunderbares. Du hast den schlechten Kerl nicht erschaffen, du bist für ihn nicht verantwortlich. Gott ist in ihm und befähigt ihn zu atmen. Gott verfolgt einen Zweck mit ihm. Das ist nicht deine Angelegenheit.

Auch wenn du die andere Person nicht magst, tue so, als ob du sie liebtest, gib vor, sie sei dein Freund, mache so weiter, immer weiter. Nennt euch einander weiterhin *mein Lieber.* Es mag bloß ein inhaltsloses Wort sein, doch eines Tages wird der Geist der Erkenntnis daraus erstrahlen!

Das, was vom menschlichen Verstand erschaffen wird, ist kleiner als der Geist, also nicht unendlich. Das Unendliche kann nicht vom Geist erschaffen werden. Wenn der Geist spirituell erwacht und in ihm Weisheit aufdämmert, bringt er sich selbst Gott dar; und dieser Gott ist das, was *ist*. Im Sanskrit werden häufig zwei Worte gebraucht, um Gott zu bezeichnen – Ischa *(iśa)* und Ischwara *(iśvara)*. Ischa bedeutet *Ist* – nicht das, was ich denke, dass es sei, kein vom menschlichen Geist geschaffener Begriff, sondern das, was *ist*. Der indische Mystiker ist nicht daran interessiert zu beweisen, dass Gott existiert. Er dreht die ganze Sache um und erklärt: *Was existiert,* ist *Gott*. Die Zeit ist ein Produkt des Denkens und was jenseits der Zeit existiert, ist Gott – das, was unzerstörbar, unwandelbar ist und nie vergeht.

Was ist dieser Gott? Orientalische Mystiker haben uns ein Beispiel gegeben (das jedoch nicht wörtlich zu nehmen ist): Gott ist *ākāśavat sargavata nitya. ākāśa*: wie Raum (doch es ist nicht Raum, weil auch Raum nur eine Schöpfung des Geistes ist); *sargavata:* allgegenwärtig; *nitya:* ewig.

Diese Idee kann als Meditationsübung verwendet werden. Stelle dir zuerst die göttliche Gegenwart in deinem Innern vor und visualisiere nun diese Gegenwart, wie sie sich ausdehnt und deinen ganzen Körper erfüllt, dann das Zimmer und das ganze Universum, so wie der Raum das Universum durchdringt – und wir in diese Gegenwart eingehen. Wir sind keine Nicht-Wesenheiten und haben kein von Gott getrenntes Dasein. Das ist die Schönheit dieser Lehre: Du bist keine Nicht-Wesenheit, bist keine Illusion, aber du bist auch kein unabhängiges Sein; du bist nicht einmal von anderen unabhängig und trotzdem bist du nicht von anderen abhängig und stehst nicht im Gegensatz zu irgendetwas anderem. Es ist ein kosmisches Ganzes.

Akascha *(ākāśa):* wie Raum. Du bist von Raum umgeben, Raum durchdringt uns – auch die Dichte deines Körpers ist Raum und desgleichen die Länge und Breite. Und als das ist er unzerstörbar. Wenn das Ich existiert, ist es ein kleines Teilchen, eine kleine Zelle in diesem kosmischen Sein. Wenn diese Wahrheit unmittelbar erfasst oder erkannt wird, entsteht eine neue Schau mit einer neuen Beziehung. Du und ich, wir sind verwandt, doch bist du nicht meine Mutter, meine Ehefrau, meine Schwester oder mein Bruder (das *mein* ist hier wichtig), sondern wir sind Zellen in dem einen kosmischen Körper Gottes. Das ist ein schönes Bild. Die Liebe bleibt und vielleicht lernen wir erst dann, was *lieben* heißt (oder wir lieben einfach, ohne lernen zu müssen, was lieben bedeutet). Wir lieben, ohne Fragen zu stellen, ohne Motiv, ohne ein *Weil*, aber wir lieben (und sollte *ein Weil* da sein, dann nur, weil wir nicht anders können). In diesem Herzen ist absolut kein Raum für etwas anderes. Das ist Gott, das ist göttliche Liebe und das heißt Gott lieben.

Ein Heiliger sagte: *Gott lieben heißt alle lieben, und alle lieben bedeutet, nicht eine einzelne Person unter Ausschluss von anderen zu lieben.* Bitte sei hier sehr vorsichtig! Damit ist nicht gemeint, dass du deshalb deinen Ehemann oder deine Ehefrau nicht weiterhin lieben sollst. Du liebst sie, aber nicht unter Ausschluss von anderen.

Es lebte einmal eine Sufi-Mystikerin, der als kleines Mädchen eine islamische Schrift gezeigt wurde, in der sie das Gebot fand: *Liebe Gott und hasse den Teufel.* Sie griff nach einer Schreibfeder und strich das *hasse den Teufel* durch. Als der Meister sie wegen Verunglimpfung einer heiligen Schrift zur Rede stellte, antwortete das Mädchen: *Ich verstehe den ersten Teil – und ich liebe Gott so sehr, dass es in meinem Herzen überhaupt keinen Hass gibt, nicht einmal für etwas, das du Teufel nennen magst.* Das ist etwas Schönes: Du liebst deinen Ehemann oder deine Ehefrau, deinen Vater, deine Mutter – du liebst alle –, aber nicht unter Ausschluss von irgendjemandem oder von irgendetwas. Das wäre keine Liebe, wie wir jetzt wissen: *Er ist mein Freund, ich liebe ihn, und folglich hasse ich die andere Person* – oder: *Ich liebe ihn mehr als ...* Du liebst nicht irgendjemanden mehr als irgendeinen anderen, obgleich diese Liebe unterschiedlich zum Ausdruck kommen mag. Zum Beispiel hast du vielleicht zwei Lieblingstiere – eine Katze und einen Elefanten – und du liebst beide gleichermaßen. Du wirst aber dem Elefanten deshalb keine kleine Schale Milch vorsetzen und, obwohl der Elefant eine ganze Kokosnuss möchte, diese der Katze geben.

Du liebst also alle auf gleiche Weise, auch wenn die Ausdrucksformen verschieden sind. Das ist aber nur möglich, wenn die Liebe nicht auf eine Persönlichkeit gerichtet ist, sondern auf das unpersönliche Absolute.

Der Schlüssel, um die Gottheit zu sehen, ist Liebe, aber eine Liebe, die das dualistische *Liebe und Hass* überschreitet, Liebe, die keine Spur von Hass enthält (Hass ist unvermeidlich, wenn das leiseste Verlangen oder die leiseste Verhaftung da ist), Liebe, die *kosmisch* ist. Alle zu lieben bedeutet niemanden zu lieben, wie Swami Ramdas gerne sagte. So eine Liebe ist göttlich, ist Gott selbst. Gott verkörpert sich in so einer Liebe. Gott realisiert Gott, was Gott-Verwirklichung ist.

Wir lieben, ohne Fragen zu stellen, ohne Motiv. In diesem Herzen ist absolut kein Raum für etwas anderes.

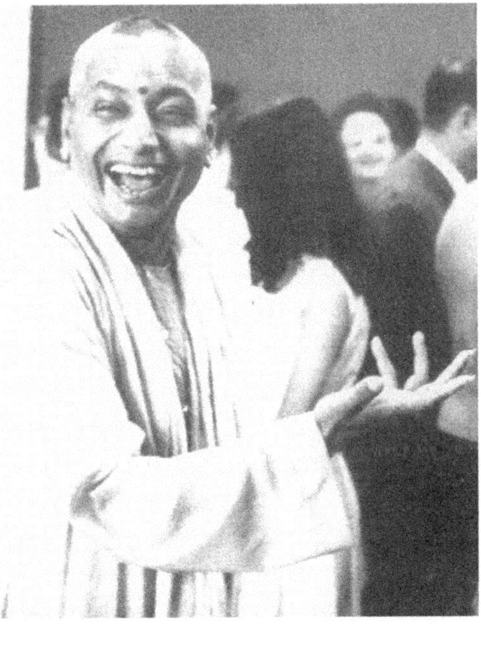

13.4 Tugend ohne Widerstand

Solange der Geist in diese Welt der Vielheit verstrickt ist, gibt es *viele Köpfe – viele Sinne*, ist Meinungsvielfalt unvermeidlich. Die verschiedenen Stand- und Gesichtspunkte entspringen allerdings der Quelle ein und desselben Geistes, der vom gleichen Bewusstsein bewegt wird. Für dieses unendliche Gottbewusstsein sind die verschiedenen Gesichtspunkte natürlich und mit keinerlei Widersprüchen behaftet, während der Einzelne Schwierigkeiten damit hat.

Mit dieser Einsicht ist das Problem für den Einzelnen aber noch lange nicht gelöst. Man sieht jemanden etwas tun, das nicht richtig ist. Soll man deshalb Partei ergreifen und kämpfen oder die eigenen Gefühle unterdrücken? Wir sind in unserer Lebensweise an ein *Entweder-Oder* gewöhnt und sehen keine dritte Möglichkeit; doch die wäre, zu sagen, was zu sagen ist, ohne den geringsten Wunsch im Herzen, die andere Meinung zu unterdrücken – das kann man sowieso nicht. *Dem Übel keinen Widerstand leisten* heißt nicht, einfach bei allem den Mund zu halten. Wenn du etwas gesehen hast, was deiner Ansicht nach von Übel ist, dann ist die Grenze des Wegsehens vom Übel bereits überschritten, die Grenze des *Nicht-Widerstand-Leistens* ist schon in die Ferne gerückt. Beobachte das Übel einfach.

Wenn man das Ganze im Licht reiner Beobachtung betrachtet (die frei von der Bedeutung eines beobachtenden Ich oder einer individuellen Persönlichkeit ist), erkennt man, dass es kein Ich gibt, sondern nur die reine

Form von Tugend, die völlig verschieden von unseren üblichen Begriffen von Tugend und Laster ist: In dieser Tugend ist nämlich kein *Nein* noch irgendein Widerstand gegen irgendetwas vorhanden, sondern nur ein Gewahrsein ohne Wertung, als spontane Handlung.

Diese Spontaneität solltest du richtig verstehen, aber auch das ist sehr einfach: Licht leuchtet, es hat keine Wahl. Dunkelheit verhüllt. Sie hat keine Wahl. Licht sagt nicht *nein* zur Dunkelheit, Dunkelheit sagt nicht *nein* zum Licht. Du bist natürlich tugendhaft und heilig, aber nicht weil du *dem Übel widerstehst*. Deine *Toleranz* (mangels eines besseren Ausdrucks) dem Übel der anderen gegenüber ergibt sich aus deinem Gewahrsein, dass die anderen in ihrer Situation genauso hilflos sind wie du. Du kannst ihnen helfen, ohne sie zu verurteilen, und so manifestierst du Heiligkeit ohne Verdammung von Unheiligkeit und ohne damit Unheiligkeit in dich aufzunehmen.

13.5 Gottes Sache

Im zwölften Kapitel der Bhagavad Gītā werden aber nur zwei Eigenschaften erwähnt – nur Maitri und Karuṇa kommen vor, weil du dich als Gottliebender mit niemandem in dieser Welt vergleichst und folglich für dich keine Notwendigkeit besteht, besonders glücklich darüber zu sein, dass dir irgendjemand überlegen ist. Das genügt. Noch interessanter ist, dass Upekscha (schlechten

Menschen gegenüber unbestimmt bleiben) ausgelassen wird, weil in deinen Augen keiner schlecht ist. In allen siehst du Gott (auch wenn diese Person in den Augen anderer ein Mörder ist), weil du innerlich weißt: *Es ist Gott, der das tut. Ich weiß nicht, warum Er es tut.*

Ein großer Heiliger Indiens, Prabhudatta Brahmachari, wollte sich als *Schriftsteller* betätigen und spürte, dass er dafür völlige Abgeschiedenheit, ungestörte Zurückgezogenheit brauchte, weshalb er sich ein Hausboot kaufte und in der Mitte des Ganges vor Anker ging. Ungestört blieb er an seiner Arbeit. In der Zwischenzeit wurden die verschiedenen Ashrams von anderen geleitet. Eines Tages kam einer seiner Stellvertreter zu ihm und sagte: *Weißt du, dass der Soundso, der den Ashram leitet, stiehlt, betrügt und dieses und jenes macht!* Der heilige Mann hörte sich alles an, lächelte und gab keine Antwort. Da fragte ihn der Mann: *Was wirst du in dieser Sache unternehmen?* Er erwiderte: *Nichts. Gott hat mich nicht als Schiedsrichter eingesetzt. Das ist nicht meine Aufgabe, sondern Seine Sache.*

Wenn du ein Polizist bist, ist es wahrscheinlich deine Pflicht, einen Dieb festzunehmen, ohne daran gefühlsmäßig beteiligt zu sein. Aber abgesehen davon, sind alle Menschen für dich Verkörperungen Gottes. Es besteht also keine Notwendigkeit, irgendjemanden zu verurteilen. *Richtet nicht!* ist entscheidend, weil du nicht Gott bist und nicht weißt, warum der Soundso das tut, was er tut: Gott selbst ist es, der sich verkleidet und die verschiedenen Rollen im Universum spielt.

13.6 Du kannst Gott nicht hassen

Adveṣṭā sarvabhūtānāṁ maitraḥ karuṇa eva ca
Nirmamo nirahaṁkāraḥ samaduḥkhasukhaḥ kṣamī –
(XII-13)

Wer keinerlei Hass gegen irgendein Wesen hegt,
sondern ausschließlich freundlich und barmherzig ist,
frei von Verhaftung und Selbstsucht,
ausgeglichen in Freude und Leid und versöhnlich...

Die ersten zwei Worte – *adveṣṭā sarvabhūtānāṁ* – enthalten den Schlüssel: *In seinem Herzen ist kein Hass gegen irgendein Wesen.* Diese eine Eigenschaft würde genügen. Habe ich die Möglichkeit, Hass vollständig auszurotten? Hass enthält vieles – Neid, Eifersucht, Boshaftigkeit, ja sogar Angst. Kann dieser Hass ganz aus unserem Herzen ausgemerzt werden? Dann, und nur dann, wird sich in diesem Herzen Liebe manifestieren, Gott offenbaren.

Obwohl wir über Bhakti und die Gottesliebe nur diskutieren – das Erhabenste aller Themen –, hoffe ich, dass die Wirkung auf dein tägliches Leben nicht ausbleibt. Wenn du erkennst, dass Gott allgegenwärtig ist, wen willst du dann noch hassen oder vor wem willst du davonlaufen, auf wen willst du eifersüchtig sein?

Im selben Augenblick, in dem dieses Gefühl in uns aufsteigt, erfährt unsere Einstellung zum Leben eine gewaltige und unmittelbare Veränderung. (Gott-Verwirklichung und alles weitere folgen später.) Wir sind nicht fähig zu hassen, nicht fähig eifersüchtig zu sein. Sofern du jemanden hasst, schaust du die Person an und denkst dabei: *Auch sie ist Gott, dieselbe Allgegenwart. Muss ich Dich hassen, mein Gott? Vergessen wir's!* und die Sache ist erledigt, das Problem entschärft, noch ehe es eine Möglichkeit hatte aufzusteigen. So lernst du Tag für Tag, Gott nah zu sein.

Wenn diese Haltung oder Sichtweise in dir erwacht ist, findet eine enorme Veränderung statt. Du siehst die ganze Welt in einem völlig anderen Licht. Du bist nicht mehr bereit, irgendjemanden zu beurteilen oder zu verurteilen. Du fühlst dich ganz einfach nicht befugt, jemanden zu beschuldigen, und demzufolge kommt nicht einmal das Gefühl in dir auf, jemandem zu vergeben!

13.7 Die beste Übung

Einer der bedeutendsten Wege, auf dem sich diese Ich-Idee äußert, ist das Gefühl *Ich bin dieser Körper.* Was wir brauchen, ist eine wirkungsvolle Praxis, die diese Idee direkt attackiert. Mein Guru sagte: *Trage Beleidigung, trage Unrecht! Das ist das höchste Sadana (sādana,* geistige Disziplin*).* Wenn du beleidigt wirst oder aus der Fassung gerätst, dann ist es diese Idee, dass ich dieser Körper bin, die gekränkt wird. Wenn du verletzt wirst, weil dich jemand schlug, dann ist es der Körper, der verletzt wurde. Wenn es uns also möglich ist, auf diesem Gebiet zu arbeiten, wo wir durch Beleidigungen oder Ungerechtigkeiten körperlich verletzt werden, können wir diese falsche Identifikation überwinden. Das ist dann vielleicht eine sehr schöne Form der Selbstbefragung oder Meditation und etwas, das uns den Schlüssel schenkt, um die meisten unserer Probleme zu lösen.

13.8 Opfere dich selbst

Samaḥ śatrau ca mitre ca tathā mānāpamānayoḥ
śītoṣṇasukhaduḥkheṣu samaḥ saṅgavivarjitaḥ (XII-18)

Wer Freund und Feind gleich achtet und auch Ehre und Unehre,wer sich in Kälte und in Hitze gleich bleibt, in Freude und in Schmerz, wer frei von Verhaftung ist...

Die Bibel macht eine schöne Aussage: *Liebe deinen Feind.* Ich verstehe ihre Bedeutung, sie ist aber nicht wörtlich zu nehmen. Du kannst deinen Feind nicht lieben. Jesus meinte: *Liebe die, die sich als deine Feinde betrachten.* Das ist eine komplizierte Ausdrucksweise, deshalb sagte er einfach *Liebt eure Feinde!* Wenn du jemanden als deinen Feind betrachtest, kannst du ihn nicht lieben. Du hast ihn schon beschuldigt, verurteilt, verdammt und das ist keine Liebe. *Er* denkt, er sei dein Feind, aber das hat für dich keinerlei Konsequenzen. Was dich betrifft, ist er genauso eine Verkörperung Gottes wie der größte Heilige und der größte Gottliebende. Gelassenheit stellt sich erst mit dieser Schau des kosmischen Seins ein. Solange diese Vision fehlt und irgendwie nur vorgetäuscht wird, kann kein Heiliger aus dir werden. Wenn du über den bösen Mann weiter nachdenkst – *Er ist ein schlechter Mensch* –, *wer* ist dann der schlechte Mensch? Der Mensch in deinem Geist ist der schlechte Mensch. Wenn ich eine Kamera vor dein Gesicht halte und klicke, weißt du dann, wo das Bild ist? In meiner Kamera natürlich, nicht auf deinem Gesicht. In dem Augenblick, in dem ich an den schlechten Kerl denke, ist er schon hier in mir. Je mehr du an ihn denkst, desto schlechter wirst du. Denke an Gott und du wirst Gott. Denke an den Teufel und du wirst ein Teufel. Die eine Meditation führt zu Gott, die andere zum Teufel.

Richte nicht ist absolut. Wie die Bhagavad Gītā bemerkt hat jemand, der auf das Schlechte im anderen hinweist, selbst daran Anteil. Wenn du das unter gewissen Umständen jedoch tun musst, mache es wie Sati *(satī)* im Bhāgavataṁ: *Prangere den Übeltäter an, indem du dich selbst opferst!*

13.9 Befreit von Liebe und Hass

Aber vielleicht gibt es einen Weg. – Wenn man zu jemandem sagt: *Ich liebe dich,* ist da eine Annahme, dass man den anderen kennt. Kann man das? Du versuchst den anderen mit deinem menschlichen Geist, deinem Gemüt zu begreifen. Du glaubst, er ist das oder das. Dann entsteht dieses Bild in deinem Geist, das du vom anderen hast. Es ist deine eigene mentale Projektion. Dieses Bild ist in Wirklichkeit Teil von dir selbst, von deiner eigenen mentalen Substanz. Dann liebst du ihn und das ist nichts als dein eigenes Selbst! Wenn du jemanden liebst, liebst du dein eigenes Selbst; wenn du jemanden hasst, hasst du dich selbst.

Jemand, der diese Wahrheit sieht, hört auf jemanden zu lieben oder zu hassen und findet, dass es nichts gibt, um vor jemandem Angst zu haben. Befreit von Liebe, Hass und Angst wird sein Herz rein und sein Geist ruhig. In diesem reinen Herzen, in diesem friedvollen Geist spiegelt sich die Wahrheit, dass diese Verkündigungen von Ich und Du unangemessene Ersatzbezeichnungen für die Wahrheit sind, die *eine* ist. Mögen wir alle das *Eine* sehen!

Liebe bedeutet, spontan
von dir aus zu geben, weil
etwas in dir übersprudelt
und du die Schönheit teilen
möchtest.
Dieses Etwas geschieht, wenn
dein Herz, dein Sein die
Macht berührt.
Nicht wegen eines anderen,
sondern weil jetzt der Samen
des Guten in dir keimt und
austreibt. Liebe ist die
Frucht dieses Erwachens,
die sogar das Herz des
Universums erreicht.

14

Es gibt keinen anderen, aber Schönheit

14.1 Heuchelei Ich liebe dich

Den Mann oder die Frau, den oder die du heute liebst, hast du noch vor ein paar Jahren nicht geliebt. Ihr seid euch begegnet und habt euch verliebt – englisch *to fall in love* bedeutet wörtlich: *in Liebe fallen* –, das bedeutet *zu fallen*. Die Liebe, die in deinem Herzen aufstieg, wollte in Wirklichkeit das ganze Universum umarmen, aber du bist dieser einen Person *verfallen*. Eines Tages geschieht plötzlich etwas zwischen euch und du verkündest: *Ich liebe dich nicht mehr!* Was bedeutet das? Es kam von irgendwoher, schien irgendwo zu existieren und dann verschwand es wieder. Das ist keine Liebe.

Einige mögen gewisse Verhaltensweisen schätzen wie zum Beispiel: *Ich liebe dich so sehr, dass ich mich allen möglichen Unannehmlichkeiten unterwerfen kann, um dich zufrieden zu stellen.* Ich weiß nicht, ob einige unter euch auch so denken; für mich ist es jedenfalls eine Qual. Wenn jemand sagt: *Du weißt, wie sehr ich dich liebe – ich bin müde, habe Kopfschmerzen und möchte schlafen, dennoch werde ich dir zuliebe etwas tun* – auf diese Weise verwandelt sich das Ganze in Gift. Von der Gesellschaft wird das allerdings hochgeschätzt. Wir glauben unserem Partner zu gefallen, wenn wir uns mit einer Art masochistischem Verhalten selbst quälen. Das ist absurd. Das ist belastende Liebe, mehr eine Bürde als eine Liebe. Der andere mag vorübergehend daran Gefallen finden, doch früher oder später kippt diese Beziehung und zerbricht. Früher oder später wird dem anderen vorgehalten: *Dir zuliebe habe ich das getan, obwohl ich Kopfschmerzen hatte.* Das ist alles andere als Liebe, auch wenn es üblicherweise als der höchste Ausdruck von Liebe betrachtet wird. Weder durch den Versuch, dem Geliebten zu gefallen, noch indem du anstrebst, Befriedigung aus dieser Beziehung zu ziehen, kannst du deine Erfüllung finden. In beiden Fällen ist Trennung da und diese Spaltung wird früher oder später einen Konflikt heraufbeschwören.

Liebe ist der natürliche Ausdruck der Einheit; nur sie allein existiert. Alles übrige ist Sympathie, Bindung oder Verliebtheit, die notgedrungen ihre eigene Reaktion haben werden. *Ich liebe dich* muss irgendwann einmal zu *Ich hasse dich* führen.

Dieser Ich-liebe-dich-Beziehung liegt immer eine Motivation zugrunde. Ich liebe dich, weil... du so schön bist. Was geschieht, wenn deine Schönheit dahin ist? Oder: Ich liebe dich, weil du reich oder sehr intelligent bist, so dass ich stolz sein kann, dich zum Freund zu haben. Was passiert, wenn du diese Voraussetzungen verlierst? Dazu gibt es das berühmte Beispiel von Petrus in der Bibel. Es mag noch andere Auslegungen geben, doch entnehme ich dieser Episode eine einzige Bedeutung: Wenn jemand berühmt und mächtig ist, sagst du: Oh, ich kenne ihn. Er ist mein Freund. Wenn er jedoch in Schwierigkeiten ist, sagst du möglicherweise: Ich kenne ihn nur flüchtig, nicht näher. Und wenn ein Kripobeamter kommt und dich fragt: Kennst du diesen Burschen – er wurde wegen Mord angeklagt?, dann antwortest du: Ach, ich bin ihm bloß auf einer Party begegnet. Eigentlich kenne ich ihn gar nicht. So geht das. Diese Ich-liebe-dich-Beziehung ist eine Gefahr, eine Heuchelei.

Von Hollywood nach Allgegenwart

Wir sind nicht deshalb unglücklich, weil uns jemand ins Elend stürzt, sondern weil unser Herz so klein geworden ist, dass wir nur unser eigenes Glück wollen. Selbstsucht ist ein tierischer Instinkt. Der besonders Selbstsüchtige ist ein Tier. Der gemäßigte Selbstsüchtige ist menschlich. Der wirklich uneigennützige Mensch ist ein göttliches Wesen. Wir leben, um diese Stufe eines Tages zu erreichen. Göttlich zu werden ist unser Ziel. Mit unserer gottgegebenen Intelligenz können wir unseren Fortschritt in Richtung dieses Ziels beschleunigen. Wir sehen, dass die erste universale Erfahrung von Glück der Tiefschlaf ist. Es gibt noch eine andere universale Erfahrung, die unbemerkt und unreflektiert vor sich geht. Wann sind wir in unserem Alltag intensiv und bewusst glücklich? Wenn wir jemandem nah sind, den wir lieben. Wenn dem so ist, folgt daraus, dass man alle lieben muss, um jederzeit glücklich zu sein. Wenn es nicht möglich sein sollte, immer umgeben von unseren besonders Geliebten zu leben, dann sollten wir all jene lieben, die ständig um uns sind und sie so in unsere *Geliebten* verwandeln.

Kannst du fremde Menschen lieben? Ja, einer von ihnen ist jetzt deine Frau. Später kamen dann noch andere dazu, die du vorher noch nie gesehen hattest, völlig Fremde, die du *meine Kinder* nennst. Aber diesen Beziehungen haftet ein Makel der Selbstsucht an. Das ist der Grund, warum sie uns früher oder später eine Menge Schwierigkeiten bescheren können.

Angenommen du gehst in den Himmel und hast dort große Ferien, sagen wir, Tausende von Jahre lang. Du bekommst dort jede Menge der köstlichsten Gerichte. Du kannst auf Matratzen schlafen, die drei Kilometer hoch sind und du kannst fünftausend himmlische Frauen heiraten. Innerhalb von drei Monaten hast du dich daran gewöhnt. Das ist einer der Gründe, warum es in Hollywood Scheidungen gibt. Obwohl das Publikum glaubt, diese Filmstars seien wundervoll, denken ihre Ehemänner ganz anders. Innerhalb von drei Monaten hat es der Ehemann satt. Dann hat plötzlich ein anderer Mann das

Gefühl: *Sie ist ein Engel.* Er heiratet sie und nach weiteren sechs Monaten wird es auch ihm langweilig.

Erst wenn solche und alle anderen Beziehungen ihren Charakter geschäftlicher Verträge mehr und mehr verlieren und wenn die Liebe rein und selbstlos ist, erst dann werden wir immer glücklich sein.

Wirkliche Selbstlosigkeit ist unmöglich, außer wir erkennen den verborgenen Gott in allen. Wenn du zum Beispiel deinen Mann liebst, deinen Vater, deine Mutter, dein Kind oder deine Freunde, **siehst du dann nicht, dass**

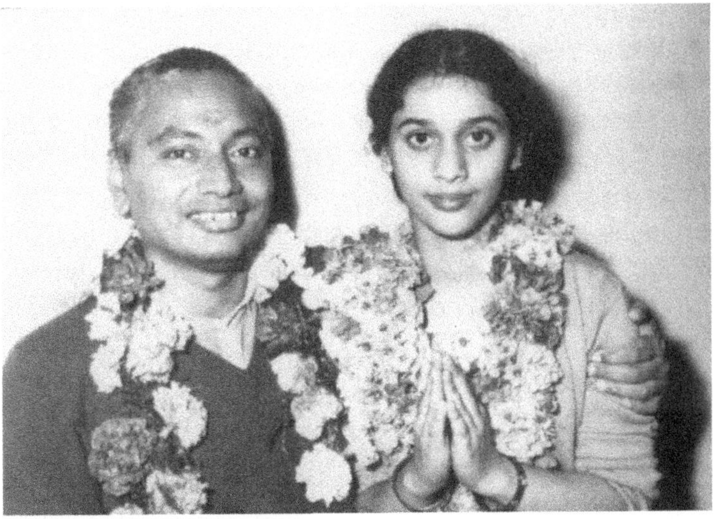

du in Wirklichkeit die Allgegenwart in jedem von ihnen liebst? Vergöttlichung der Beziehung ist keine psychologische Eigenschaft und sie ist nicht das Gegenteil körperlichen Zusammenseins, das für gewisse Formen der

Kommunikation notwendig ist. Selbst dann ist, was zählt, der Geist: Man kann sich nicht einbilden, die Vergöttlichung schon erreicht zu haben, man kann nur sicherstellen, dass die Beziehung nicht vom Physischen oder Materiellen abhängt. Das ist Vergöttlichung.

Es ist diese Allgegenwart, die als Frau vor dir steht, als Sohn, Tochter, als der Freund. Wenn du also gelernt hast, diese eine Person zu lieben, und wenn du in den Geist dieser Erfahrung der Liebe eintreten kannst, erkennst du: *Das ist die Erfahrung der Liebe, die mein Herz erfreut. In und durch diese Person liebe ich genau genommen Gott, die Allgegenwart.* Wenn du einmal weißt, was es bedeutet zu lieben, dann weite diese Liebe aus und beziehe immer mehr von der Welt in sie ein.

Das betrifft nicht nur die Menschen, mit denen wir in Kontakt stehen, sondern auch unsere Umstände. Wir müssen vollen Glauben in Gottes Güte haben und lernen, alles anzunehmen, uns anzupassen und uns dem zu fügen, was immer Gott uns gibt, in welche Umstände, in welche Umgebung er uns auch stellt.

14.2 Gott ist kein anderer

Das ist ein neuer Yoga – Ananya-Yoga *(ananya yoga)* –, wenn es keinen anderen gibt. Dieser allgegenwärtige Gott ist kein anderer als ich selbst. *Baba Muktananda* zitierte oft Folgendes: *Wenn ein Verehrer Gottes denkt, er sei von dem Gott, den er anbetet, verschieden, dann ist diese Anbetung nutzlos. Wenn du meinst, dass der Namen Gottes etwas anderes sei als du und dass der Gott, dessen Namen du wiederholst, von dir verschieden sei, dann ist dieses Wiederholen nutzlos. Du musst die Identität des Namens, deines Selbst und Gottes erkennen. Dann wird der Name augenblicklich wirksam.*

14.3 Du bist kein anderer

Gibt es auch in der menschlichen Liebe völlige Selbstvergessenheit, so dass weder er noch sie existiert und du nicht existierst bzw. das Ich nicht existiert? In diesem Fall herrscht Glückseligkeit. Du bist kein anderer als er. Du versuchst nicht, ihm zu gefallen, noch erwartest du von ihm, dass er dir gefallen oder dich zufrieden stellen will. Das Ich löst sich auf und genauso das Er oder Sie, und was bleibt, ist die Liebe. Das gilt für die menschlichen Beziehungen genauso wie für die göttliche Liebe. Da besteht nicht der geringste Unterschied:

Ananyenaiva yogena māw dhyāyanta upāsate (XII-6)

Wer durch einen Yoga ohne einen anderen
über Mich meditiert ...

Aus dieser Liebe wird die Wahrheit geboren, werden Befreiung, Frieden und Glückseligkeit geboren. Du erkennst, was es heißt, göttlich zu sein.

Ananya-Yoga *bedeutet*: Was auf die Beziehung zwischen dem Gottliebenden und Gott zutrifft, gilt auf einer rein zwischenmenschlichen Ebene auch für uns. Wenn zwei unter euch sich lieben, so ist diese Liebe nur dann echt oder wohlbegründet, sofern es keine Unterscheidung gibt, ja nicht einmal der Gedanke vorhanden ist, dass du von ihr oder ihm verschieden wärst und sie oder ihn deshalb liebst. Es ist das Ich, das den *anderen* erzeugt. Wenn im inneren Licht (der Sichtweise ohne Unterscheidung) der Schatten des Selbst aufhört zu sein, gibt es keinen anderen mehr. Das ist Liebe.

Meilenstein Du

Nun ist das Problem aber: Wie dich lieben, aber nicht *dich* lieben, sondern vielmehr Gott in dir, oder erkennen, dass wir uns lieben, weil wir in Gott eins sind? Erst dann geschieht es, dass deine Gefühlsseite richtig geschult wird, um deine übrige Persönlichkeit in den Yoga zu integrieren. Wie jemand so schön sagte: *Um alle zu lieben, musst du einen lieben lernen.* Ich muss einen lieben, um zu erfahren, was Liebe bedeutet, damit ich alle lieben kann.

Aber für gewöhnlich liebe ich diesen einen und fühle mich dabei ganz wohl und zufrieden. Dann bin ich in die Falle gegangen. Liebe kann nicht auf diese Weise begrenzt werden. Sie muss alle Fesseln zerreißen und sich in unzähligen Arten auf alle Wesen der Erde ausdehnen.

Ich muss lieben, aber ich kann andererseits kein abstraktes Wesen lieben. Da ist dieser emotionale Aspekt, der pumpt und pocht und springt, um sich irgendwie auszudrücken. Man muss sehr sorgfältig damit umgehen. Dadurch können wir unsere Gefühle darin üben, die Liebe Gottes zu erfahren. Wenn wir allerdings keinen Geschmack daran finden, könnten wir auch den Geschmack an der Gottesliebe verlieren, weil sich die Gefühlsseite in uns ausdrücken will.

Aber Vorsicht! Die Liebe zu einem ist nur ein Meilenstein der Liebe zu allen und jedem und soll nicht als isolierte Erfahrung behandelt werden. Wenn du in eine Kirche oder in den Tempel gehst, um Gott zu verehren, ist das nicht mit Hingabe zu verwechseln. Liebe zu Gott soll man nicht von einem Menschen, einem Bild, einem Ashram oder Meditationsraum abhängig machen; sie dienen uns nur als Muster, um dieselbe Liebe überall zu empfinden und zu erfahren – in meiner Beziehung zu allem und allen.

Liebe im yogischen Prozess

Wie können wir also Gott in allen lieben? Und wie kann ich sicher sein, dass ich dich liebe, aber nicht als *dich* – weil sonst sofort ein Motiv dafür auftaucht und weil ich nur, wenn ich den allgegenwärtigen Gott liebe, auf meine Motive verzichten kann – wie dich also als Gott lieben?

Nur wenn dieses *Ich (I)* völlig vernichtet ist und die Liebe allein siegt, ist es dieser Liebe auch möglich, natürlich, mühelos und bedingungslos zu sein. Du hast dann keine andere Wahl als zu lieben, weil du Liebe *bist.*

Sie erblüht erst, wenn das Ich (1) Null (0) – Nichts – geworden ist. Du kannst das bei wirklich erleuchteten Menschen sehen. Sie brauchen nicht *Ich liebe dich* zu sagen. Du findest in ihrem Blick etwas außerordentlich Schönes. Diese Liebe entspringt nicht der Persönlichkeit und ist auch nicht auf die Person gerichtet. Nur das ist Liebe.

ye tv akṣaram anirdeśyam avyaktaṁ paryupāsate
sarvatragam acintyaṁ ca kūṭastham acalaṁ dhruvam
(XII-3)
saṁniyamyendriyagrāmaṁ sarvatra samabuddhayaḥ
te prāpnuvanti mām eva sarvabhūtahite ratāḥ (XII-4)

Jene, die das Unvergängliche, das Unnennbare,
Nichtoffenbare verehren,
das allgegenwärtig, undenkbar, unbewegt und ewig ist,
die all ihre Sinne beherrschend, ausgeglichenen Geistes,
überall auf das Wohl aller Wesen bedacht sind –,
auch sie kommen in Wahrheit zu Mir allein.

Das ist eine Beschreibung der Gottesliebe. Was ist dieser Gott, den wir lieben sollen? Wer ist dieser Gott, der die Liebe ist – diese Liebe, die (sozusagen) in mir ist, die Gott ist, die Liebe, die mich völlig besitzt, mich umwandelt, mein Leben umgestaltet und es mir unmöglich macht, nicht zu lieben; die in meinem Herzen keinen Raum für irgendetwas anderes als Liebe lässt? Gott ist die Liebe.

Wenn ich einmal diese einhelligen Erfahrungen der Gottesliebe gehabt habe, ist es mir möglich, jeden – alle Wesen – als Verkörperungen Gottes zu lieben.

Es scheint schwierig für mich zu sein, jemand anderen ohne Motiv zu lieben, und wenn Liebe ein Motiv hat, ist es keine Liebe mehr. Kann ich dich lieben, solange ich das Gefühl habe, dass du ein anderer bist? Du und ich existieren als getrennte Wesen, doch sind wir eins in Gott. Nur dieses Gefühl oder Verstehen kann uns befähigen, einander wirklich zu lieben. Liebe in jedem anderen Zusammenhang ist mit Gefahren und mit Enttäuschung belastet, denn wenn ich dich liebe und du die Liebe nicht erwiderst, werde ich frustriert, ja verrückt. Sogar Morde geschehen in diesem Zusammenhang! Also muss ich dich lieben, aber als Gott lieben, dann wird auch die Gefühlsseite meiner Persönlichkeit in diesen vollständigen und yogischen Prozess eingebracht. Das nennt man Bhakti *(bhakti).*

Bhakti wird im Allgemeinen als *göttliche Liebe* übersetzt, aber das Wort bedeutet auch Trennung. Das ist es, womit wir beginnen. Mit der Idee der Trennung – *Ich liebe dich.* In *Ich liebe dich* liegt Frustration, Enttäuschung. Zum Beispiel: Sie liebt dich eine Zeitlang und dann liebt sie dich nicht mehr; du bist schockiert, enttäuscht, frustriert. Dann, wenn du durch Gottes Gnade mit einem heiligen Menschen in Berührung kommst, überträgst du diese ganze Liebe auf ihn – *Ich liebe dich, mein Meister!* Dann macht er mit dir, was er will. Von einem Tag auf den anderen weißt du nicht mehr, was oben und was unten ist, trotzdem lässt er dich nicht laufen – und diese Liebe wird erschüttert. Noch immer fühlst du dich von ihm verschieden und getrennt. Dann zerbricht er allmählich das Bild, das du von dir selbst hast. Das, was als zwei erschien – *ich liebe dich* – wird langsam zerbrochen, weil der Meister dir zu erkennen hilft, dass jene Liebe keine Liebe, sondern ein Geschäft ist. Dann erst kann er deine Aufmerksamkeit sanft auf Gott lenken. Er sagt: *Du musst Gott mit deinem ganzen Herzen lieben, mit deiner ganzen Seele, mit all deiner Macht und Kraft, damit du dich nicht an die Person des Geliebten klammerst!*

Ein neues Du

Für viele Menschen ist Liebe nur ein Ausdruck körperlicher Leidenschaft. Diese Art Liebe kommt auf irgendeiner Stufe unserer Entwicklung zu allen und jedem von uns und dort ist es etwas, das wir brauchen. Es gibt aber verschiedene Grade der Liebe und viele Menschen haben durch Gottes Gnade Gelegenheit, Liebe in der Form kennen zu lernen, in der zwei Seelen vollständig verschmelzen. Ich habe diese wahre Liebe zwischen Frauen, zwischen Männern und auch zwischen einem Mann und einer Frau gesehen. Es ist wirklich eine großartige Erfahrung, eine mächtige Kraft, die uns vollständig zu Gott zieht. Durch so eine Liebe kann unser inneres Bewusstsein erweckt werden, und wenn das geschieht, geht unser Leben in reiner Liebe auf. Auf diese Art und Weise finden wir eine neue innere Stärke und Schönheit, entdecken wir unbekannte Wunder und Freuden, eine tiefe Liebe und ein Verständnis für alle Geschöpfe Gottes.

Wie erkennt man eine solche Liebe? Das ist etwas, das nicht erklärt oder verstanden werden kann. Es ist ein Zustand jenseits unseres kleinen menschlichen, endlichen Verständnisses. Es ist spirituelles *Einssein.* Es ist ein Ineinanderübergehen – ein Erkennen, das man unmöglich erklären kann. Große spirituelle Erfahrung kann niemals erklärt werden und eine Liebe wie diese ist tatsächlich eine spirituelle Erfahrung, weil sie so rein ist, dass sie von Gott stammt. Die Einheit zweier Seelen, unerklärlich und jenseits unserer Kontrollmöglichkeit, ist eine reine Kraft, die uns auf eine höhere Ebene spirituellen Verstehens hebt. Dort werden keine Worte benötigt, weil dort ein Wissen ist, und in der Stille einer solchen Liebe steigen zwei Seelen – zu einer verschmolzen – auf und erheben sich gestärkt, erfüllt mit einem Glauben und einer Liebe für alle Geschöpfe Gottes. Das ist die Bedeutung des Wortes *Liebe.* Eine Gelegenheit dazu kommt zu jedem von uns, damit auch wir diesen Grad der Liebe annehmen. Wenn diese Zeit für dich kommt, dann weißt du, dass sie ein Geschenk von Gott ist. Nimm es an, nütze es gut, und aus der Liebe, wahr und rein, erhebt sich eine neue Person. Ein stärkeres, feineres *Du.*

14.4 Wenn Schönheit arbeitet

Auf der geheiligten Ebene bleiben

Die Suche nach Wahrheit in einer Beziehung ist eine überwältigende innere Disziplin. Was macht eine Beziehung aus? Das ist sehr einfach. Eine Beziehung entsteht, sie geschieht einfach. Niemand wurde mit einem anderen geboren, wir kamen allein und werden auch allein gehen. Unsere Beziehung begann und muss enden. Das ist die einfache Wahrheit und eine Intelligenz, die das erkennt, verwandelt eine Beziehung in etwas sehr Schönes, Geweihtes, Heiliges. *Ich weiß nicht, was uns zusammenbrachte, aber das, was es tat, weiß genau, was mit uns geschehen soll und geschehen wird.* Also nähere ich mich meinen Beziehungspartnern sehr respektvoll. Ich suchte die Beziehung nicht, sie geschah. Selbst wenn ich dachte, dass ich sie suchte, geschah sie einfach. Nach und nach entdecke ich deine Interessen und Vorlieben und wie unsere Beziehung jedem von uns wohltun kann. Wir sind kurzerhand zusammen gekommen, aber das, was kam, muss auch wieder gehen, also erwarte ich nichts. Ich warte nur darauf zu entdecken, warum oder wofür oder weshalb wir zusammengebracht wurden und für wie lange. In solch einem Warten steckt Respekt, Liebe und ein völliges Fehlen jeder Erwartung.

Und immer ist eins klar gewesen, dass ich nämlich allein bin. Ich bin mit dir zusammengekommen und werde wieder allein sein. Ich bin nicht von dir abhängig und du nicht von mir, auch wenn in unserem Zusammentreffen eine gewisse zeitweilige Abhängigkeit gegeben ist. Darin liegt Schönheit. Zusammentreffen ist in jedem Fall ein Segen, ob als Eheleute oder als Bruder und Schwester, als Guru *(guru)* und Schüler oder als Pilger. Wenn wir diese Wahrheit erkennen, werden alle unsere Beziehungen in etwas Heiliges verwandelt. So eine Wahrheit ist etwas Lebendiges, sie strömt dahin wie ein Fluss, nichts ist garantiert. Falls sich eine Erwartung einschleichen und die Beziehung vergiften sollte, springt die Intelligenz sofort ein und erklärt: *Du bist in dieser Beziehung zu weit gegangen!* Dann fällt jede Erwartung ab und die Beziehung kann auf ihrer eigenständigen, geheiligten Ebene weiter bestehen. So ein Leben ist ein Segen und ein Privileg.

Schönheit teilen

Liebe geschieht nicht zwischen zwei Menschen, sie ist vielmehr eine Umwandlung, eine Bewegung – ein Sich-Öffnen, das tief innerhalb der Seele stattfindet.

Sie hat nichts mit der anderen Person zu tun. Sie geschieht deinem Wesen. Durch sie erfährt man die Seligkeit des Seins. Durch sie zerfällt das Ego und das wahre Licht aller Lichter strahlt hindurch.

Dein einziger Gedanke ist, Freude und Glück, Hilfe und Besserung in das Leben eines anderen zu bringen. Wenn sich diese Liebe vertieft, verwandelt sie alles, was sie berührt, sei es eine Person, ein Tier oder eine Pflanze.

Woher kommt es dann, dass das, was Liebe zu sein scheint, so oft verwelkt? Weil die Liebe nicht ganz ist und wir beim Geben etwas erhalten wollen. Wir wollen Bestätigung und so erlischt der Funke. Wenn du ohne diese Erwartung lieben kannst, wird das Leben ein Glück, nicht wegen eines anderen, sondern weil jetzt der Samen Gottes, des Guten in dir keimt und austreibt. Liebe ist die Frucht dieses Erwachens, die sogar das Herz des Universums erreicht. Liebe bedeutet, spontan von dir aus zu geben, nicht weil du glaubst, du müsstest es tun, sondern weil etwas in dir übersprudelt und du die Schönheit teilen möchtest. Dieses Etwas geschieht, wenn dein Herz, dein Sein die Macht berührt, Gott berührt. Wenn du dieses innere Sprudeln fühlst, dann bemühe dich, versuche dir bewusst zu sein, dass Gott in dir lebt, und das ist die Shakti *(śakti)*, die arbeitet.

Sie hat nichts mit der anderen Person zu tun. Sie geschieht deinem Wesen.

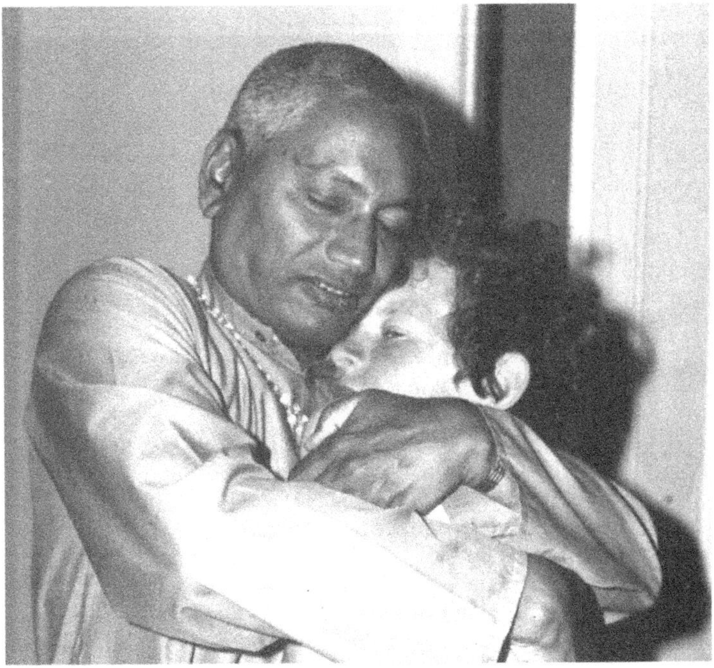

Durch sie erfährt man die Seligkeit des Seins. Wenn sich diese Liebe vertieft, verwandelt sie alles, was sie berührt, sei es eine Person, ein Tier oder eine Pflanze.

Er würde niemals sagen,
das ist nicht gut.

15

Flamme des Gewahrseins

15.1 Süße Wandlung

Dies sind einige Schritte, mit denen wir unser Gottbewusstsein erweitern können. So können wir die Flamme der Liebe, falls wir sehr ernsthaft und strebsam sind, in unserem Herzen entzünden und sicher sein, dass in der Gegenwart dieser Flamme Hass, Eifersucht, Furcht und so weiter nie mehr in unser Herz eindringen können. Und ich bin sicher, wenn wir diese Methoden praktizieren, werden wir durch Gottes Gnade in Seine kosmische Gegenwart geführt.

Bis die Freiheit von der Tyrannei des Gemüts natürlich wird, ist die Gemeinschaft mit Heiligen und heilen Menschen nötig, das ist ein besonderer Segen. Wenn ihr und ich diesen Segen zu schätzen wissen, verwandeln wir uns auf der Stelle in ebenso viele Bienen, saugen den Nektar – und werden zu Honig.

15.2 Wahrheit weiß

Wir leben in einem Bewusstsein, das nicht in Subjekt und Objekt gespalten ist. Selbst in der dunkelsten Kammer weißt du, dass du lebst. Wie? Woher weißt du, dass dein Kopf noch auf den Schultern sitzt? Dessen bist du dir zweifellos bewusst, darüber kannst du nicht argumentieren. Diese Art Gewahrsein ist selbst in unserem dumpfen Alltagsleben präsent.

Auf dieser Grundlage ist es vernünftig anzunehmen, dass selbst die letzte Wahrheit nicht unerkennbar ist. – Du weißt, dass du existierst? Woher? Durch denselben Beweis weiß die letzte Wahrheit, dass sie existiert.

15.3 Gewahrsein ist

Kosmisches Bewusstsein ist wie leuchtendes Licht, wie die Sonne. Es strahlt, und weil es strahlt, erleuchtet es alles in der Welt.

Es benötigt kein anderes Licht, um sich selbst zu erleuchten. Es ist reines Licht, in dem es keinen Schatten gibt.

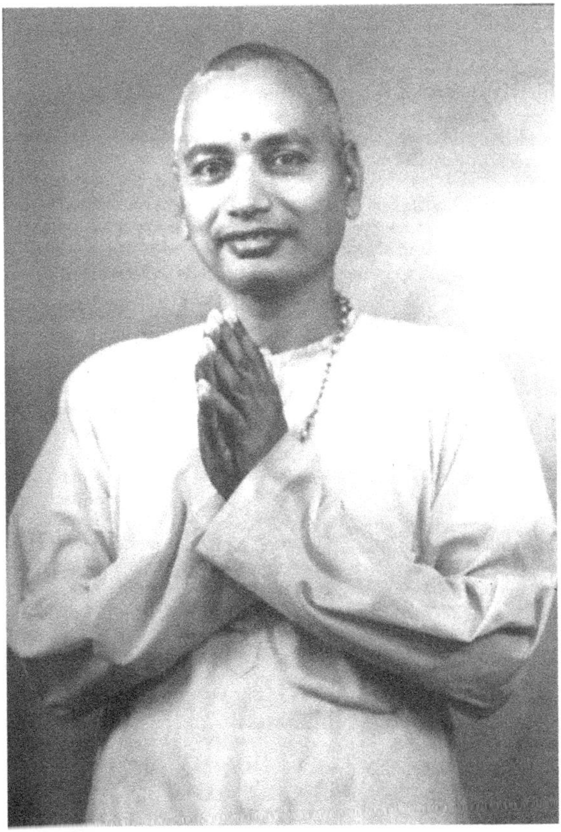

Was Bewusstsein ist, kann nicht unbewusst genannt werden. Gewahrsein, das Gewahrsein ist, ist gewahr – nicht seiner selbst, nicht anderer, sondern gewahr.

Wortbedeutung, Übertragung, Kommunikation

Einige Wörter sind von hervorragender Bedeutung im Vokabular unseres Lebens. Deshalb spielen sie auch in diesem Buch eine *bedeutende* Rolle. Zudem redet Swami Venkatesananda Englisch und er verwendet Sanskrit-Begriffe, hauptsächlich in Kapitel 7. Das Buch wendet Sanskrit-Begriffe im übrigen nur da an, wo dies unumgänglich ist, um der klassischen Yoga-Lehre gerecht zu werden.

Die älteste, die *Mutter aller Sprachen*, wie sie von Linguisten, von Mystikern und Weisen des Ostens genannt wird, ist das Sanskrit. Sein umfangreiches Alphabet bildet demnach sogar die Bausteine des Universums. Mit jedem neu zu erschaffenden Universum trete wieder dasselbe Sanskrit-Alphabet in Erscheinung. Venkatesananda ist ganz im Geist dieser phantastischen *Sprache der Götter*, der Offenbarungen in den heiligen Schriften Indiens und des Vedanta (*vedānta, Ende des Wissens*) verwurzelt, vor allem wenn es um deren praktische Seite – um den Yoga – geht, wie z.B. in den Offenbarungen der Upanishaden (upanishad), der Bhagavad Gītā, der Yogasutras von Patañjali usw.

Meistens ist die Bedeutung eines Sanskrit-Worts sehr vielseitig, vielschichtig, widersprüchlich und kann nur aus dem Zusammenhang begriffen werden. Das gilt in geringerem Maß wohl auch für alle aus dem Sanskrit hervorgegangenen Sprachen. Und vor allem für solche spirituell bedeutsamen Worte wie etwa das englische ***Mind, Heart, I (me), Soul, Self*** gegenüber dem deutschen ***Geist, Verstand, Gemüt, Seele, Selbst, Ich*** usw.

Das Problem ist, dass die jeweilige Bedeutung dem Hörer oder Leser nicht *vermittelt* werden kann. Sie kann nach Venkatesananda nur *kommuniziert* werden – *von Herz zu Herz.* Die Bedeutung vermitteln zu wollen sei *fast nutzlos und manchmal schädlich, denn wenn ich dir eine Vorstellung vermittle, sind wir nicht auf derselben Wellenlänge; du hörst vielmehr nur die Worte und sie haben für dich eine andere Bedeutung. Dann entstehen Probleme.*

Der Autor gibt das Beispiel einer Vermittlung: *Im Yoga wird geatmet – heißt das, dass man in der Gymnastik nicht atmet? In der Kommunikation findet dieses Missverständnis nicht statt, weil in der Kommunikation zwei zu einem werden. Sie sind auf derselben Wellenlänge und die Bedeutung wird* von Herz zu Herz *übertragen. Dies ist natürlich die beste Art und Weise, um Yoga zu lernen.*

Ein weiteres Beispiel bloßer Vermittlung gibt der Autor mit diesem Versuch, Yoga zu beschreiben: *Wenn Yoga so erklärt wird:* Dein Ich wird mit dem kosmischen Bewusstsein verschmelzen, *dann bist du beunruhigt. Du denkst:* Ich gehe verloren, *und wer will schon verloren gehen?* Ich will für alle Zeiten mein elendes Selbst bleiben. Oh, wird mein Mann dann immer noch mein Mann sein? *So bist du gefangen, weil keine Kommunikation stattfindet. Du verstehst die Bedeutung dieser Wörter nicht, du hörst nur, wie die Wörter klingen. Die Wahrheit kann nicht vermittelt werden, sie kann nur kommuniziert werden, wenn du und ich unsere individuelle Persönlichkeit ablegen und eins werden.*

Das Buch möchte den Leser dazu anregen, durch wiederholte Betrachtung verschiedener Seiten einer Wortbedeutung bestehende Konzepte aufzulösen und ihn in sein *Herz* zu führen. Es möchte den Leser durch lebendige Kommunikation auf eine Ebene mit dem Meister bringen bzw. ihn die wahre Bedeutung erkennen lassen, quasi als Ersatz für die mündliche Sprache und Anwesenheit des Meisters (Satsang, *satsanga*) durch das gedruckte Wort, das auch vom Geist getragen wird. – *Aller Yoga, über den wir sprechen, ist höchst bedeutungslos, bis du eines Tages zur selben Erfahrung gelangst, die dort beschrieben ist. Das ist die Bedeutung, der Gehalt, die Wirklichkeit der Worte, nicht die Wörterbuchbedeutung. Augenblicklich wird dir klar:* Ha, das ist die Wahrheit! *In diesem Moment ist es nicht länger eine Wahrheit, die dir von So-und-so vermittelt wurde, sondern eine Wahrheit, die du selbst entdeckt hast, in dir selbst, durch deine eigene Erfahrung. Nur so kann ein Studium von spirituellen Texten wichtig für uns und unser Leben sein: Je nach deiner inneren Reife leitest du deine eigene Bedeutung daraus ab.*

Wir haben es hier mit einem Yoga-Weg zu tun, der teilweise über die Sprache ins Herz führt – *Sei dir ständig der Bedeutung des Wortes bewusst. Es ist nur das Realisieren der Bedeutung des Wortes in deinem Herzen (artha-bhavana), das die Kraft oder Wirkung produzieren kann.* Diese Vektoren unseres inneren Instrumentariums gilt es beim Aufnehmen der Schlüsselworte im Text zu beobachten – *woher führen sie mich wohin?* Können wir die Empfindungen spüren und beobachten? Wir werden sehen: Sie führen vom Kopf *(mind)* zum Herz (heart, Chitta) zur Seele (soul, self). Zu beachten ist hierbei aber auch, dass das Buch weniger von der Vision des Selbst oder Gottes handelt, sondern mehr von den Hindernissen dorthin.

Was *bedeuten* z.B. die englischen Wörter **Mind** und **Heart**? Und bedeuten sie dem Autor dasselbe (natürlich nicht)? Was bedeuten demgegenüber die eher notdürftigen deutschen Wörter **Gemüt, Geist, Bewusstsein, Verstand** *oder* ***Herz*** und trifft die deutsche Übertragung zu usw.?

Diese zentralen Bedeutungen bilden das Instrumentarium unseres inneren Erlebens, das vor allem aus Empfindungen besteht. Das betrifft besonders jene Verbindung zu unserem göttlichen Selbst: *Ohne das Gefühl, das Empfinden (bhavana) wird nicht viel passieren. Es ist dieser bewusste Verstand (conscious mind, manas), der deinen Zugang zum unbewussten Verstand (unconscious mind, chitta) blockiert: Wir wissen nicht, was der unbewusste Verstand ist, solange der bewusste Verstand darauf sitzt. Aber in unseren Meditationen sehen wir ja, dass der bewusste Verstand aufhört zu arbeiten. Er öffnet sich und wir können in den unbewussten Verstand hinabsteigen. Dort beginnen wir zu erkennen (das ist dann kein bloßes Denken mehr*): Gott ist. Er ist unendlich usw...

Also nur mit dem *Herzen (citta)* können wir die Bedeutungen des Lebens entdecken (hier über den Geist der Sprache). – *Das Gefühl (bhāva) ist immer mit dem Herzen (citta) verbunden. Die Idee, die Bedeutung des Wortes, muss sich im Herzen fortsetzen.*

Das ist ein Grundanliegen der vorliegenden Sammlung spontaner Reden des Meisters. Deshalb versteht sich das Buch auch als Yoga des Lesens, als Teil eines bewussten Lebens.

Nachfolgend werden Text-Beispiele der oben erwähnten besonderen Wortbedeutungen angeführt:

1. **chitta** – *Wenn in Indien jemand sagt,* mein Chitta ist aufgewühlt, *berührt er das Herz (heart) oder die Brust.*

2. **mind** – *Wenn in Indien jemand sagt, mein Mind (mind) funktioniert nicht richtig, berührt er seinen Kopf.*

3. **Chitta und Mind** – *Eine Mutter hat zwei Kinder. Die Mutter schaut das eine an und ihr Gehirn erklärt:* Er ist ein guter, intelligenter Junge. *Sie schaut das andere an und sagt:* Er ist dumm und ein schlechter Kerl. *Es ist der menschliche Geist (mind) und der bewusste Verstand (buddhi), die das sagen. Aber*

das Herz sagt: Ich liebe sie beide. *Da ist kein Unterschied. Das Chitta sagt* – das sind meine Kinder, ich liebe sie.

4. **Chitta** und **Heart** *(Herz) – Chitta ist, was die englische Spracheigentümlichkeit* das Herz *nennt, wenn wir sagen* – Mein Herz ist rein oder gestört *etc. – Von daher wissen wir, dass wir uns auf das psychische Herz beziehen – das ist Chitta.*

Die Sprachunterschiede sollten in der deutschen Übersetzung aufscheinen. Das heißt z.B.: Für das umfassendere englische *Mind* und für das noch umfassendere Chitta mussten jeweils verschiedene deutsche Begriffe eingesetzt werden. Denn im Deutschen gibt es kein Wort, das *Mind* und keines, das Chitta entspräche.

Deshalb wurde der jeweilige Sinnzusammenhang, den der Autor mit der Benennung des Begriffs verband, als Filter für die deutsche Bedeutung benützt. Also wurde in diesem Buch das Sanskrit-Wort Chitta manchmal mit *Gemüt oder psychisches Herz, Herz, psychische Substanz oder Bewusstseinsfeld, individuelles Bewusstsein, unbewusster Verstand* usw. übertragen. Das englische *Mind* wurde häufig als *Geist, menschlicher Geist oder Gemüt oder Verstand, Bewusstsein* usw. übersetzt.

5. ***Zwei verschiedene Chitta.*** Chitta bedeutet im Sanskrit sowohl individuelles als auch kosmisches Bewusstsein. Es bildet eine untrennbare Einheit.

Folglich wendet Venkatesananda je nach Thematik denselben Sanskrit-Begriff Chitta für zwei scheinbar weitgehend verschiedene Sinngehalte an:

- als individuelles Meer des Unbewussten und Unterbewussten des einzelnen Menschen, aus dessen Gedächtnisspeicher laufend Gedanken, Gefühle, Impulse aufsteigen. In diesem Fall sprechen wir im Deutschen eher von Chitta als dem *Herzen*, dem *psychischen Herzen* usw.
  Beispiel: *Wenn du dein eigenes Herz* (Chitta) *beobachtest, erkennst du, dass ständig Gedanken- und Gefühlswellen in dem Teil des Herzens aufsteigen, in dem die Aufmerksamkeit gebündelt ist.*

- als kosmisches Bewusstsein, das alle Universen durchdringt und transzendiert. Dieses *kosmische* Chitta kann als ein unaufhörlicher Bewusstseinsstrom beschrieben werden –
  Wie wir sehen, ist Chitta unterschiedsloses kosmisches Bewusstsein (cosmic consciousness) oder Intelligenz (cosmic intelligence).
  Wenn da ein Meer der Liebe ist, ein Meer der Furcht ist, steigt es in demselben Bewusstsein auf. Diese Dinge haben ihre ursprüngliche Bedeutung verloren.
  In diesem Fall eines *cosmic consciousness (kosmischen Bewusstseins)* spricht das Buch auch von einem *kosmischen Wesen, als von Gott, Ozean, Unendlichkeit* usw..

Manche Übergänge im Buchtext zwischen dem individuellen und dem kosmischen Chitta sind nicht sofort einsehbar. Sie werden dort mit wenigen Fußnoten erläutert –

Wo immer ein Meer ist, gibt es Wellen, wo immer Chitta ist, gibt es Gedanken.

Wie wir sehen, ist Chitta unterschiedsloses kosmisches Bewusstsein oder Intelligenz (indivisible cosmic consciousness or intelligence).

Wenn du das Herz (citta) mit einem Ozean vergleichst, ist jedes Individuum eine Welle in diesem Ozean.

6. ***Heart.*** Chitta als das englische *heart* besitzt den individuellen Aspekt des Menschen, aber auch eine kosmische Dimension. –
Gott ist genau in deinem Herzen (heart). Und wenn du Gott nicht in deinem Herzen (heart) finden kannst, kannst du Ihn nirgends in dieser Welt finden.

7. ***Heart** (citta)* und ***soul** (Seele).* In dieser kosmischen Dimension setzt der Autor *heart (spirituelles Herz, Herz)* mit soul *(Seele)* und God *(Gott)* gleich –
Wir glauben, dass Gott in der Seele (soul) des Menschen ist, genau in deinem Herzen (heart) ist Gott.

8. ***Seele, Beobachter** (purusha).* Aber die Seele als spirituelles Herz des Menschen ist noch nicht alles.

Wer beobachtet sie? Der Beobachter *(purusha)* der Seele –

Die Wiederholung von OM reinigt das Herz. Was bleibt dann übrig? Die Seele. Und dann kannst du sie sehen.

9. ***Selbst***, ***Seele***. Wenn unsere Seele ihren Ursprung entdeckt, wird sie, was sie immer war – :

Die kosmische Intelligenz ist universal und doch ist sie für jeden von uns und in jedem von uns leicht zugänglich, nämlich in dem, was jeder als sein Selbst *betrachtet.*

Wenn das falsche kleine Ich verschwindet, geschieht Erleuchtung, ist Erkennen, dass die Seele auf einmal mit dem Höchsten Wesen eins ist – dem Ziel allen Yoga.

Du bist die Seele, das unsterbliche Selbst oder Gott.

Bibliografie (Auswahl)

Auswahl deutschsprachiger Publikationen des Autors

- *Erleuchtetes Leben, Interpretative Neuübertragung des Yoga Sūtra von Maharṣi Patañjali,* Verlag dem Wahren, Schönen, Guten. Pforzheim (1978)
- *Bhagavad Gītā, Der Gesang Gottes. Die Bhagavad Gītā für jeden Tag des Jahres,* Verlag dem Wahren, Schönen, Guten. Pforzheim (1982)
- *Integraler Yoga,* Yoga Vidya Verlag, Horn-Bad Meinberg (2002)
- *Sivananda Yoga,* Yoga Vidya Verlag, Horn-Bad Meinberg (2004)
- *Der Geist der Bhagavad Gītā,* Heinrich Schwab Verlag (1973)
- *Yoga vereinfacht,* Heinrich Schwab Verlag (1972)

Englischsprachige Ausgaben in Form kurzer *Daily Readings* *(Gedanken für jeden Tag des Jahres), im Chiltern Yoga Trust-Verlag, Freemantel/Australien (CYT):*

- *The Song of God (Bhagavad Gītā)*
- *The Book of God – Śrīmad Bhāgavatam*
- *Rāmāyaṇa*
- *Sivananda Daily Readings*
- *Buddha Daily Readings*
- *Venkatesa Daily Readings – Volume I*
- *Thoughts for Today, new edition*

- *The Supreme Yoga – The Yoga Vāsiṣṭha*
- *Insights and Aspirations*

Auswahl englischsprachiger Publikationen:

- *Vāsiṣṭha's Yoga, two volumes in one, Suny Press/ State University of New York Press/US (2010)*
- *The Supreme Yoga, The Divine Life Society, Rishikesh/India (2003)*
- *Multiple Reflections. Talks on the Yoga Vāsiṣṭha, CYT (1988)*
- *Enlightened Living, a new interpretative translation of the Yoga Sūtra of Maharṣi Patañjali, CYT/SA (1975)*
- *The Yoga Sūtra of Patañjali, Divine Life Society, Rishikesh/India (1998)*
- *Thoughts for today (Venkatesa daily readings)*
- *Talks on the Rāmāyana, CYT (1995)*

Weitere Lektionen Venkatesanandas in englischer Sprache:

- *Lectures on Raja-Yoga*
- *Practice of Yoga*
- *Yoga*
- *Sivananda's integral Yoga*
- *Upaniṣads*
- *Mahābhārata*
- *Durga Saptaśati*

- *Gheraṇḍā Saṁhitā*
- *Christ, Krishna and You*

Elektronisch verfügbare englischsprachige Titel zum freien Downloaden bei CYT : www.swamivenkatesananda.org

- *Enlightened Living, The Yoga Sutra of Patañjali, (1975)*
- *The Song of God – The Bhagavad Gītā (2008)*
- *The Mine Field (1979)*
- *Talks on the Rāmāyaṇa (1998)*
- *Garland of Prayer, Divine Life Society, Mauritius/SA (1975)*

MP3 Audio & Video, Lektionen, Rezitationen und Videos mit Venkatesananda zum freien Downloaden bei CYT/MP3 Library – www.swamivenkatesananda.org:

- *Talks on The Upanishads in Perth/Aust 1980*
- *Swami Venkatesananda recites the Bhagavad Gītā*
- *Talks on the sixth chapter of the Bhagavad Gītā in Perth/Aust 1980*
- *Devi Māhātmyam, Rezitationen*
- *Karma Yoga talks in British Columbien 1975*
- *Hatha Yoga talks in British Columbien 1975*
- *Bhakti Yoga talks in British Columbien 1975*
- *CD Meditation and discours, Lektionen*

Textmaterial

Gründer und Freunde von Chiltern Yoga Trust, Fremantel, West-Australien (CYT) haben viele der Kurse, talks und satsangs von Swami Venkatesananda *(veṅkaṭeśānanda)* publiziert. Aufgrund der Dienstbereitschaft dieser Schülerschaft am Lebenswerk des Meisters erhielt der Heinrich Schwab Verlag auch das breitgefächerte Material von fünf ihrer Publikationen in englischer Sprache. Daraus und aus der deutschen Publikation des Heinrich Schwab Verlags entstand die vorliegende deutsche Neuerscheinung. Der Swami hatte diese Lehren einem Publikum in verschiedenen Ländern und Kontinenten meist mündlich, teils auch schriftlich, etwa im Zeitraum von 1961 bis 1980 erteilt.

Die vorliegende Sammlung ist seit 1972 das dritte deutschsprachige Buch zum Werk Swami Venkatesanandas, das im Heinrich Schwab Verlag neben den Botschaften seines Meisters Sivananda erschienen ist.

- *Insights and Inspirations, Venkatesa daily readings, Volume II, mostly articles written by Swami for his Light Bulletins and for the Press in the world, some from interviews and some from his talks, CYT(Aust) 1982*
- *Total Love, in Sidney 1980, 2nd edition, CYT/Aust 1988*
- *Yoga, from pamphlets and articles in SA and in Mauritius 1961-1964, 6th edition 1983 CYT/Aust*
- *Truth Eternal, Part I, CYT/Aust*
- *Lectures on Raja Yoga, in Madagascar 1963, 2nd revised edition, CYT/SA 1972*
- *Yoga vereinfacht, Heinrich Schwab Verlag 1972*

Aussprache der wichtigsten Sanskrit-Buchstaben in Transliteration

	Beispiel:	
a	Mantra	wie **a** in **A**st
ā	Kriyā	wie **aa** in S**aa**l
i	Bindu	wie **i** in S**i**tz
ī	Gītā	wie **ie** in w**ie**der
u	Mudrā	wie **u** in M**u**tter
ū	Sūkṣma	wie **u** in S**u**che
ṛ	Ṛgveda	ein stimmhaft gerolltes **r** mit kurzem Nachklang von **i**
e	Kṣetra	**e** ist immer gedehnt, wie **ee** in S**ee**
ai	Maitreyī	wie **ei** in S**ei**te
o	Yoga	**o** ist immer gedehnt, wie **o** in B**oo**t
ṁ	Saṁhitā	wie m, aber nasaliert
ṅ	Śaṅkara	wie **n** in la**n**ge
c	Cakra	wie **tsch** in **Tsch**echoslowakei
ch	Mūrchā	wie **tsch** in **Tsch**echoslowakei, aber aspiriert
j	Jīva	wie **dsch** in **Dsch**ungel
ñ	Patañjali	wie ñ in Señora
jña	Yajña	in verschiedenen Gegenden ausgesprochen als **dnya**, **gna** oder **gya** (eher selten als **dschnya**)
ṭ	Iṣṭadevatā	wie t, aber mit der nach hinten gebogenen Zungenspitze am Gaumen
ṭh	Haṭha	wie th, aber mit der nach hinten gebogenen Zungenspitze am Gaumen und aspiriert
ḍ	Kuṇḍalinī	wie d, aber mit der nach hinten gebogenen Zungenspitze am Gaumen
ṇ	Nirvāṇa	wie n, aber mit der nach hinten gebogenen Zungenspitze am Gaumen
y	Yantra	wie **j** in **J**ahr
ś	Śiva	wie **sch** in **sch**ön
ṣ	Viṣṇu	wie **sch** in **Sch**ule, mit in Richtung Gaumen zurückgebogener Zunge

im Heinrich Schwab Verlag:
****

Swami Venkatesananda:

Der Geist der Bhagavad Gita

Einfach und bündig vermittelt Venkatesananda das Evangelium der Weisheit. Als stenografiere Krishna selbst auf nur 56 Seiten die Botschaft des Yoga. „Welches Geschoss des Yoga wir auch wählen, Zielscheibe ist immer das Ego." Nur die Kombination von Karma- und Jnana-Yoga, die Synthese von Handeln und Weisheit hat die Kraft, das Universum als Körper Gottes wahrzunehmen und jedes Detail unseres Alltags als göttlich zu erfahren.

ISBN 978-3-7964-0002-5, kartoniert, 56 Seiten, © 1973

Yoga vereinfacht

Yoga bedeutet Integration, Vereinigung mit dem Unendlichen. Yoga ist mehr als ein System von Stellungen und Atemübungen. Er wirkt direkt auf den auf Prana beruhenden Körper ein; Prana ist immateriell und befähigt uns zu leben. – 18 Asanas, das „Sonnengebet" und ihre Wirkungsweise, mit anschaulicher Beschreibung und 35 Abbildungen. – *ISBN 978-3-7964-0102-2, kart., 66 S., © 1972*

Swami Sivananda:

Die Überwindung der Furcht

Wenn wir uns in dem Bewusstsein verankern, dass in allem und jedem eine Allmacht gegenwärtig ist, die alles erschafft und die uns mit Millionen Händen schützt, jederzeit und unter allen Umständen – dann schmilzt die Angst dahin. Wir sehen das Göttliche in jedem Menschen, in der Schlange, im Skorpion, im Löwen, im Wind, im Schnee und Regen, überall. Wir befreunden uns mit dem ganzen Universum und die Furcht verschwindet aus unserem Herzen – niemand und nichts kann uns mehr schaden!

ISBN 978-3-7964-0169-5, kartoniert, 108 Seiten

Swami Sivananda:

Grundlagen geistiger Entfaltung

Tägliche Lesungen fürs ganze Jahr, herausgegeben von
Swami Omkarananda:

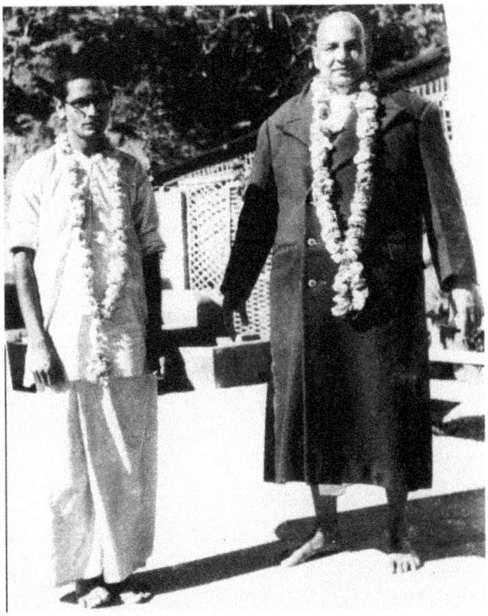

„In Sri Sivananda entfaltet sich ein strahlendes göttliches Leben in einem spontanen Spiel, eine ununterbrochene Vision, die sich ständig erweitert, alles einbezieht, verinnerlicht – ins Dasein gerufen und aktiviert durch seine höchste Erfahrung der einen und vielgestaltigen Gottheit... Jedes seiner Bücher ist lebendige Erkenntnis, die von Sivanandas Herz aufsteigt... Sein Herz ist seine Weisheit, seine Weisheit ist seine Stimme." Die Stimme spricht im vorliegenden Buch von dem wundersamen Ding „Gemüt, mind" genannt, von den Namen, Formen und Kräften des Denkens und Fühlens und ihre Transformation. Die Lesungen sind ein feuriges Räderwerk der geistigen Tat; sie beinhalten Praxisnähe, einfaches teaching und den Reichtum tiefster analytischer, yoga-technischer und ethischer Intelligenz.

*Titel der Original-Ausgabe: „**Foundations of Spiritual Development**", ISBN 978-3-7964-0213-5, 480 Seiten, kartoniert. – Die deutsche Ausgabe ist in Vorbereitung.*

Swami Sivananda:

Licht, Kraft und Weisheit, Sivananda Gita und andere Schriften

Spirituelle Übungen für jeden Tag, mit 7 Fotos

Liebe ist der direkte Weg zur Wirklichkeit, zu einer vollen Bewusstheit. „Allumfassende, selbstlose Liebe ist das Lebensprinzip der Schöpfung. Das alles kannst du erfahren. Umfange alle mit deiner Liebe! Fühle dich mit allen eins. Diene in allen Gott. Liebe bewirkt Läuterung des Gemüts. Wenn das Herz gereinigt ist, wendet es sich auf ganz natürliche Weise Gott zu. Fühle die Allgegenwart des unvergänglichen Seins in deinem innersten Selbst und du erreichst immerwährende Glückseligkeit!"

ISBN 978-3-7964-0228-9, gebunden, 162 Seiten

Swami Omkarananda:

Das Wunder der göttlichen Gegenwart

Der Autor gibt uns zahlreiche Methoden, wie wir unser menschliches Wesen in göttliche Natur umwandeln, wie wir einen Augenblick der Zeitlosigkeit erleben, wie wir aus der Dualität in die Einheit mit Gott zurückkehren können. Denn das ist das Geburtsrecht eines jeden Menschen. Er zeigt uns den Weg in tausend Aspekten und aktiviert den Urkern unserer spirituellen Natur, indem unser Interesse auf die Wunder und Eigenschaften des Göttlichen gelenkt wird.

ISBN 978-3-7964-0197-8, gebunden, 219 Seiten

Sri Sankaracharya:

Das Kronjuwel der Unterscheidung

ISBN 978-3-7964-0172-5, 473 Seiten, gebunden

und 3 weitere Klassiker von Sri Shankaracharya, erstmals direkt aus dem Sanskrit ins Deutsche übertragen! Mit Kommentar und vollständigem Sanskrittext in Transliteration.